儿童内分泌疾病用药必知

——医师药师联手护佑患儿成长

主 编:巩纯秀 刘 莹

U0301052

人民卫生出版社

图书在版编目（CIP）数据

儿童内分泌疾病用药必知：医师药师联手护佑患儿
成长 / 巩纯秀，刘莹主编. —北京：人民卫生出版社，
2019

ISBN 978-7-117-28146-1

Ⅰ. ①儿… Ⅱ. ①巩… ②刘… Ⅲ. ①小儿疾病 - 内
分泌病 - 用药法 Ⅳ. ①R725.805

中国版本图书馆 CIP 数据核字（2019）第 030455 号

人卫智网　www.ipmph.com　医学教育、学术、考试、健康、购书
　　　　　　　　　　　　　　智慧智能综合服务平台
人卫官网　www.pmph.com　人卫官方资讯发布平台

儿童内分泌疾病用药必知
——医师药师联手护佑患儿成长

主　　编　巩纯秀　　刘　莹
出版发行　人民卫生出版社（中继线 010-59780011）
地　　址　北京市朝阳区潘家园南里 19 号
邮　　编　100021
E - mail　pmph @ pmph.com
购书热线　010-59787592　010-59787584　010-65264830
印　　刷　三河市尚艺印装有限公司
经　　销　新华书店
开　　本　889×1194　1/64　　印张：2
字　　数　49 千字
版　　次　2019 年 5 月第 1 版　2019 年 5 月第 1 版第 1 次印刷
标准书号　ISBN 978-7-117-28146-1
定　　价　20.00 元

打击盗版举报电话：010-59787491　E-mail：WQ @ pmph.com
（凡属印装质量问题请与本社市场营销中心联系退换）

序

儿童健康事关中国的未来。近年来，儿童用药问题受到政府和社会的高度关注，2014年5月，经国务院同意，国家卫生计生委、国家发展改革委等6部委印发了《关于保障儿童用药的若干意见》，是十几年来我国关于儿童用药的首个综合性指导文件。

儿童用药目前存在许多问题，政府已经在国家层面重视这些问题。2016年10月，中共中央、国务院颁布《"健康中国2030"规划纲要》，特别提出要"保障儿童用药"，提出要推进药学服务模式的转变，激发儿科临床药学活力，全面提升儿科临床药学水平，促进药学事业健康、快速发展，造福更多的患儿及家庭，托起健康中国的未来。虽然目前儿童用药还面临许多问题，但经过我们的努力，相信不久的将来儿童用药会有很大改观。这本儿童用药手册,是在目前情况下为了解决内分泌疾病患儿及其家长面临的用药问题,专门撰写的用药指导。

在这本书中,共涉及性早熟、生长激素缺乏、甲状腺功能亢进等十余种疾病,既可以帮助专业人员掌握相关知识,也可帮助家长了解需要掌握的疾病长期用药知识和生活注意事项,是一本非常实用的口袋书。

书稿付梓,欣然作序。

王晓玲

2019 年 5 月

前　言

　　儿科内分泌专业疾病在临床上非常"小众"，绝大多数诊断的儿科内分泌专业疾病是属于"罕见病"范畴的。因为腺体名称拗口，很多内分泌疾病的诊断名称，家长重复其疾病名称都非常困难，可想而知，面对用药就显得格外手足无措。

　　编者曾经出版过一本儿童糖尿病自我教育的教材，书中对疾病的定义、症状、分类、诊断及治疗方法介绍十分具体。该书读者对象本是家长，结果不仅受到家长喜爱，更是受到了广大医务人员的青睐，特别是普通儿科医生，更是成为了低年资专业医师的自学教材。从该教材获得的成功经验，编者体会到，家长虽然是普通非医疗专业人员，但是由于照顾罹患慢性病的孩子长大，使他们接受了很多专业人员，甚至使得相当一部分家长在知识水平上可以媲美专业技术人员。可以说，他们在有照顾患儿的亲身感受后，是最有发言权的"专业人"。因此，我们用通俗的语言结合专业水准编写了这部教育手册。

本书以定义疾病开始，在诊断明确后，以治疗药物的正确施用为中心进行讲述。内分泌用药常常是与生理状态下的节律相关的，例如什么时间服用、间隔时间是多少、昼夜节律如何等，这些都与患病儿童的生长发育有很大关系。因此我们针对这些问题，在不同疾病的用药上给予了特殊说明指导，希望能够以此薄薄的小书，给您最贴心的关照。以后我们会进一步修订完善，把临床医师丰富的治疗经验和体会以及小窍门等都逐渐介绍给读者。

编者
2019 年 5 月

目　录

1. 那些对矮小患儿有帮助的事儿 ············· 1

2. 中枢性性早熟，您重视了吗？ ············· 13

3. 尿崩症：为了不完美的小便改变一点儿

　　 ··· 18

4. 1 型糖尿病患儿成长过程的陷阱，

　　您能避免吗？ ···························· 24

5. 2 型糖尿病，已经盯上了青少年 ············· 37

6. 来自治疗团队的建议：

　　用健康的生活方式，改善代谢综合征 ······ 46

7. 甲状腺素的补充，您做对了吗？ ············· 51

8. 甲亢患儿出院后，需要注意什么？ ············· 56

9. 积极治疗甲状旁腺功能减退症，

　　防止危象发生 ···························· 62

10. 嗜铬细胞瘤和副神经节瘤：

　　令人头痛的"定时炸弹" ··············· 67

11. 孩子得了先天性肾上腺皮质增生症，
　　 家长怎么办？ ……………………………… 73

12. 原发性醛固酮增多症的应对措施 ……… 81

13. 得了 Turner 综合征，孩子将来还能
　　 做妈妈吗？ ……………………………… 86

14. 关于药品、食物与阳光的讲究：
　　 治疗低血磷性佝偻病，您做对了吗？ …91

15. 肝豆状核变性：罕见病可治疗
　　 ——给将孩子食谱倒背如流的
　　 家长点赞 ………………………………… 96

16. 巴特综合征：治疗经验分享 ……… 104

17. 先天高胰岛素血症性低血糖症：
　　 罕见病加孤儿药，大家一起努力 …… 108

18. 肾小管酸中毒，您了解吗？ ………… 116

1. 那些对矮小患儿有帮助的事儿

【背景知识】

身材矮小是指身高低于同种族、同年龄、同性别健康儿童平均身高的两个标准差以下者（-2SD）或第3百分位线以下者。（一般而言：-2SD=身材矮小；-1SD=身材中下；均数=身材中等；+1SD=身材中上；+2SD=身材高大）通俗说就是100个孩子按身高由高到低排队，排在后三位的就是矮小了。

导致儿童身材矮小的原因众多，其中目前可用重组人生长激素（rhGH）治疗的导致身材矮小的疾病有：生长激素缺乏症（growth hormone deficiency，GHD）、慢性肾功能不全肾移植前（chronic renal insufficiency pretransplantation）、

Turner 综合征（Turner syndrome）、Prader-Willi 综合征（Prader-Willisyndrome）、小于胎龄儿（Small for Gestational Age Infant）、特发性身材矮小症（idiopathic short stature，ISS）、短肠综合征（short-bowel syndrome）、SHOX 基因缺失、Noonan 综合征（Noonan syndrome）等。

【治疗】

rhGH 治疗应采用个体化治疗，按照不同适应证推荐的剂量范围，宜从小剂量开始，最大量通常不宜超过 0.2U/（kg·d）。小于胎龄儿存在一定程度的生长激素抵抗（GH 抵抗），rhGH 治疗剂量高于其他病种；青春期 rhGH 治疗剂量高于青春期前的剂量。在治疗过程中，宜根据生长情况以及生化检测结果等适时进行剂量调整。采用的给药方式为每周每天于睡前 30 分钟皮下注射。常用注射部位为大腿中部外侧面，也可选择上臂或腹壁等处。1 个月内不要在同一部位注射 2 次，两针间距 1.0cm 左

右,以防短期重复注射导致皮下组织变性,影响
疗效。

　　rhGH 治疗疗程视病情需要而不同。来自
美国国家生长协作研究(National cooperative
growth study, NCGS)大样本长期 rhGH 治疗的
人群数据表明,开始治疗的年龄越小,疗效越
好。身高标准差积分(HtSDS, height standard
deviation score)=(实际身高 – 同种族同年龄
同性别平均身高)/ 同种族同年龄同性别人群
身高标准差。HtSDS 随着治疗时间的延长而不
断改善,治疗时间越长,HtSDS 的改善越显著。
为改善成年身高,应至少治疗 1 年以上。rhGH
的治疗剂量、开始治疗的年龄、rhGH 的治疗
疗程、治疗时的身高、患者的骨龄、治疗的依从
性、GH 受体及受体后转导途径的效能等均影
响 rhGH 的疗效。开始治疗的年龄与疗效呈负
相关;rhGH 剂量、治疗时身高、疗程、父母平均
身高、骨龄、rhGH 治疗第一年的反应与疗效呈
正相关。其中靶身高和第一年身高增长是影响

rhGH疗效的最主要因素。

【药学监护】

目前国内外rhGH多采用大肠埃希菌分泌型基因表达技术合成,其氨基酸含量、序列及蛋白质结构与天然生长激素相同。在注重监测治疗效果的同时,整个治疗过程中还应特别强调安全性的监测。每次随访,均应注意检查是否有不良反应发生。在治疗过程中,患者和家长如发现不良反应也应及时就诊,向医生说明。rhGH治疗总体不良反应的发生率低于3%,目前报道rhGH治疗的相关不良反应有良性颅高压、糖代谢异常、甲状腺功能低下、股骨头滑脱、脊柱侧弯、手脚变大等。注射局部红肿及皮疹并不常见,中耳炎、胰腺炎、男性乳腺发育等亦有少数报道。

1. 良性颅高压 通常是可逆性的,停药或减少剂量后,症状会消失。症状重的必要时可采取降颅压措施,如给予小剂量的脱水剂或利尿剂等。

2. **甲状腺功能低下** rhGH 治疗初数月内甚至治疗 1 年后，部分患儿会出现甲状腺功能低下。治疗前需全面评价甲状腺功能，排除中枢性甲低、甲状腺炎。若合并甲状腺功能低下，rhGH 治疗前，需调整甲状腺功能至正常，再开始 rhGH 治疗。在治疗过程中注意监测，每 3 个月复查甲状腺功能，若出现游离三碘甲状腺原氨酸（FT_3）、游离甲状腺素（FT_4）水平低于正常，考虑左旋甲状腺素治疗，并根据血清 FT_3、FT_4、促甲状腺激素水平进行剂量调整。

3. **糖代谢异常** NCGS 和辉瑞国际生长数据库（the Pfizer international growth database, KIGS）的数据表明，rhGH 治疗并不增加 1 型糖尿病的患病率，但 rhGH 长期治疗可降低胰岛素敏感性，增加胰岛素抵抗。部分患者出现空腹血糖受损、糖耐量受损，但多为暂时可逆的，极少发展为糖尿病。绝大多数患儿在 rhGH 治疗中血糖维持在正常范围。遗传因素、糖尿病、高血脂等代谢性疾病家族史,是糖代谢异常的高危因素。特别是 Turner 综合征、Prader-Willi 综合征、小于胎龄儿为发生 2 型糖尿病的高危人群,此类患儿接受 rhGH 治疗后发生 2 型糖尿病的风险远高于正常人群,应根据病情权衡利弊,在患儿家属充分知情同意的前提下决定是否进行 rhGH 治疗,并在治疗过程中密切监测患儿糖代谢相关指标。所有患儿在 rhGH 治疗前均应筛查空腹血糖、胰岛素;对筛查异常者进行口服糖耐量试验,排除糖耐量异常和糖尿病;治疗起始阶段每 3 个月监测糖代谢指标(空腹血糖及胰岛素,必要时餐后 2 小时检测血糖及胰岛素、HbA$_1$c 等)。

4. 肿瘤　目前来源于国外几大数据库(NCGS、KIGS、OZGROW)的治疗资料显示 rhGH 治疗不会增加无肿瘤患者新发恶性肿瘤(如白血病、中枢神经系统肿瘤或颅外恶性肿瘤等)的发生风险。对肿瘤已治愈者,目前的数据未能表明 rhGH 治疗会增加肿瘤的再发风险。rhGH 治疗也不会导致脑肿瘤、颅咽管瘤、白血病的复发。首次肿瘤为白血病和中枢神经系统肿瘤者，rhGH 治疗会使发生继发肿瘤的风险增加。但随着随访时间的延长，因使用 rhGH 使继发肿瘤发生风险增加的程度越来越小，对此尚有必要进行继续监测。已有资料显示 rhGH 治疗患者中，肿瘤新发、复发和继发的发生率在器质性生长激素缺乏症在澳大利亚和新西兰生长数据库（Australian and New Zealand Growth data，OZGROW）较高，其次是慢性肾功能不全、Turner 综合征。绝大多数肿瘤复发在最初 2 年内，所以不提倡颅部肿瘤在放疗后 2 年内进行 rhGH 治疗，且在给予 rhGH 治疗前以及治疗过程中应仔细监测肿瘤进展或复发迹象。为规避肿瘤的发生风险，在 rhGH 治疗前，所有患儿均应详细询问病史、规范诊治、完善各项检查。对患肿瘤并正接受治疗的患儿，禁用 rhGH 治疗。有肿瘤既往史的患儿，综合考虑肿瘤恶性程度、进展状态，慎用 rhGH 治疗。无肿瘤既往史患儿,应了解患儿是否有肿瘤家族史,尤其是有遗传倾向的肿瘤家族史如消化道肿瘤(结肠癌)。如必要可实验室检查肿瘤相关指标(如 CEA、CA242、AFP、β-HCG 等)。治疗前常规检查头颅 MRI,首诊后未即刻用药的患者,或停药后再次用药的患者,如果间隔 1 年及以上,需复查头颅 MRI。在治疗过程中严密随访,每 3~6 个月复查时,应注意视野、视力的改变,颅内压升高症状等。

5. 骨骼改变 由于生长过快所致,而非 rhGH 的直接不良反应。股骨头滑脱多在生长速度过快、肥胖、性腺功能低下、甲低、甲旁亢等患者中发生。来源于数据库的资料显示,在器质性 GHD、Turner 综合征应用 rhGH 治疗的患者中,股骨头滑脱发生率高于其他治疗患者。因此,治疗前对可疑患儿应进行骨盆 X 线检查;治疗期间不鼓励患儿进行剧烈运动,并严密随访患儿有无出现跛行、髋关节或膝关节疼痛等。特发性脊柱侧凸的发病机制不明,在

Turner 综合征以及 Prader-Willi 综合征患者中患病率高于一般人群。因此对此类患儿在治疗前及治疗过程中宜常规监测有无脊柱侧凸发生。若程度较轻,可及时与整形外科合作。

【停药指征】

为改善身高,GHD 患儿的 rhGH 疗程宜长,可持续至身高满意或骨骺融合。关于 ISS 治疗的停药指征目前有不同观点:①治疗达到近似成人身高后应停药,即生长速率 <2cm/ 年,和(或)男孩骨龄 >16 岁,女孩骨龄 >14 岁。②治疗后身高达正常成人身高范围内(>-2SDS)可终止治疗。③其他因素影响疗程,如家长满意度、经济原因等。对小于胎龄儿,rhGH 治疗有效的患儿不主张在用药 2~3 年即停药,因可能出现生长减速而不能改善成年身高。小于胎龄儿患儿生长速率 <2cm/ 年,可考虑停药。Turner 综合征患儿已获得满意身高或骨龄≥14 岁、生长速率 <2cm/ 年,可考虑停药。

【生活方式干预】

在日常生活中,医务人员需要提醒爸爸妈妈注意什么呢?

一句话:拼吃、拼睡、拼锻炼!

饮食上荤素搭配,特别要注意补充蛋白质、钙、维生素 D。合理且足量的运动可以促进生长激素的分泌,所以鼓励孩子每天至少进行半小时有氧运动。运动有助于睡眠,相信健身达人们都有经验。而生长激素在熟睡时分泌最旺盛。当然这种脉冲性分泌的激素还得看个体生物钟的差异,偶尔晚睡没关系,只要睡得充足、质量好且规律。

心情也能影响身高,有一种疾病叫做精神剥夺性矮小。小朋友们还需要家庭温暖和爱。对于孩子们的成长,请献出爱心与耐心。

参考文献

［1］GRIMBERG A, DIVALL SA, POLYCHRONAKOS C, et al. Guidelines for Growth Hormone and Insulin-Like Growth Factor-I Treatment in Children and Adolescents: Growth Hormone Deficiency, Idiopathic Short Stature, and Primary Insulin-Like Growth Factor-I Deficiency［J］. Hormone Research in Paediatrics, 2016, 86（6）: 361-398.

［2］中华医学会儿科学分会内分泌遗传代谢学组, 梁雁. 基因重组人生长激素儿科临床规范应用的建议［J］. 中华儿科杂志, 2013, 51（6）: 426-432.

［3］STOKLASOVA J, KAPROVA J, TRKOVA M, et al. A Rare Variant of Turner Syndrome in Four Sequential Generations: Effect of the Interplay of Growth Hormone Treatment and Estrogens on Body

Proportion[J]. Hormone Research in Paediatrics, 2016, 86(5): 349–356.

[4] 中华医学会儿科学分会内分泌遗传代谢学组. 矮身材儿童诊治指南[J]. 中华儿科杂志, 2008, 46(6): 20–21.

[5] 吴迪, 冯国双, 巩纯秀. 生长激素治疗特发性矮小儿童随访至接近成年终身高的治疗效果分析[J]. 首都医科大学学报, 2018, 39(1): 92–97.

2. 中枢性性早熟,您重视了吗?

【背景知识】

青春期是从童年到成年的过渡阶段,一般男孩为 12 岁(10~13.5 岁),女孩为 10 岁(8~12 岁)左右开始,直观表现为体态的改变和身高突增。但在实际上,不是所有儿童的青春期都在这一时期出现,有些孩子青春期开始时间较早。

中枢性性早熟(central precocious puberty, CPP)是指由于下丘脑–垂体–性腺轴(hypothalamic–pituitary–gonadal axis, HPGA)功能提前启动而导致女孩 8 岁前,男孩 9 岁前出现内外生殖器官快速发育及第二性征呈现的一种常见儿科内分泌疾病。性发育是一个连续的过程,且具有一定规律。CPP 是由于 HPGA 功能提前启动所致,性发育的顺序与正常儿童基本一致。女孩青春期发育顺序为:乳房发育,阴毛、外生殖器的改变,腋毛生长,月经来潮。男孩性发育则首先表现为睾丸容积增大(≥4ml 时即标志青春期开始),继而阴茎增长增粗,胡须、阴毛、腋毛生长及声音低沉,出现遗精。性发育的速度存在明显个体差异。一般性发育过程可持续 3~4 年,女孩每个 Tanner 分期的进展历时约 6 月 ~1 年。

性早熟对儿童生长发育的影响主要在终身高和心理方面。骨龄检测发现,性早熟的孩子骨骼也提前成熟,骨龄常常比同龄年龄大 2 岁以上。性早熟的孩子可能比同龄孩子要高。但是,其中一部分孩子,尤其是身高并不太突出的孩子,因其骨龄偏大,骨骺提前闭合,生长时间缩短,一旦青春期结束,孩子再长高就难了。所以一部分患有中枢性性早熟的孩子,特别是早熟发生明显提早的孩子,成人时期的身高反而相对比较矮。另外,性早熟的孩子身体改变明显,孩子还没有做好应对准备,可能会因此受到其他孩子的嘲笑,在同龄人中找不到可以诉说心理问题的对象。随着年龄的增长,孩子的自我意识增强,羞耻感也增强,而且由于身体的形态变化,使自我隐私意识强烈。所以在医院体检过程中,对于某些孩子来说,检查生殖器可能会令她/他感到被冒犯。面对上述问题,家长的帮助就显得尤为重要。父母要为孩子讲解青春期生理常识,帮助孩子缓解紧张和尴尬,解释为什么孩子们需要被医务人员进行观察。

【药学监护】

1. 决定治疗后,家长需要注意,为达到最佳治疗效果,必须按时治疗,孩子体内须维持足够剂量的药物。目前国内外普遍应用促性腺激素释放激素类似物(gonadotropinreleasing hormone analogues, GnRHa)治疗 CPP。GnRHa 的作用机制是与垂体前叶促性腺细胞的 GnRHa

受体结合，开始可短暂促进促黄体生成素（Luteinizing hormone，LH）、卵泡刺激素（Follicle stimulating）一过性释放增多，导致短暂雌激素水平增高、滤泡生长、囊泡形成（因此有的家长会咨询为什么孩子治疗前没有月经初潮，首次用药后反而出现阴道出血的现象，这就是我们说的"点火效应"），继而使垂体靶细胞相应受体发生下降调节，抑制垂体-性腺轴，使 LH、FSH 和性腺激素分泌减少，从而控制性发育进程，延迟骨骼成熟。

2. GnRHa 停药时机取决于治疗目的。以改善成年身高为目的者治疗一般宜持续 2 年以上；骨龄 12~13 岁（女孩 12 岁，男孩 13 岁）。停药可酌情考虑患儿及其家长的愿望，医生需要进行谨慎评估。但缺乏相应固定的停药指标，如骨龄、年龄、生长速率、治疗疗程、身高、遗传靶身高等。骨龄并非合适的单一停药指标，骨龄 12 岁可出现在不同年龄的 CPP 患儿中，以骨龄治疗评价治疗后身高的获益也并不可靠。GnRHa 的治疗方案宜个体化，停药应考虑到身高的满意度、依从性、生活质量以及性发育与同龄人同期发育的需求。

3. GnRHa 药物治疗对未来生殖功能的影响：最新大样本横向研究显示，GnRHa 治疗的 CPP 患者成年后生育情况与正常对照组相似，自然受孕情况与正常相近。而未经治疗的 CPP 患者成年期更易发生生育问题，需要促排卵或应用辅助生殖技术的比例明显高于正常对照组以及经 GnRHa 治疗的 CPP 患者。

参考文献

[1] 中华医学会儿科学分会内分泌遗传代谢学组. 中枢性性早熟诊断与治疗共识（2015）[J]. 中华儿科杂志, 2015, 53（6）: 412–418.

3. 尿崩症：为了不完美的小便改变一点儿

【背景知识】

尿崩症（diabetes insipidus）是由于下丘脑的视上核及室旁核的神经内分泌细胞退行性变，导致抗利尿激素（antidiuretic hormone，ADH）分泌不足或肾小管对 ADH 不反应，导致的临床上以多饮多尿、烦渴、排低比重尿为主要表现的疾病。前者称为中枢性尿崩症（central diabetes insipidus），后者称为肾性尿崩症（nephrogenic diabetes insipidus）。

中枢性尿崩症又可分为原发性和继发性。原发性大多数为散发性，少数为家族性，与遗传因素有关。如家族性常染色体隐性遗传中枢性尿崩症多于 10 岁前出现症状，垂体加压素（arginine vasopessin，AVP）开始分泌正常，后逐渐减少而出现症状。造成继发性尿崩症的原因包括：创伤（颅底骨折及下丘脑-垂体部位手术）、肿瘤、感染（中枢神经系统感染：脑炎、脑膜炎、全身感染）、血管病变等。

肾性尿崩症是原发性家族性肾性尿崩症，为一种遗传性疾病，多为 X 伴性隐性遗传，少数为常染色体显性遗传。

临床表现：大量低比重尿，尿量超过 3L/d 或 $2L/m^2$，比重低于 1.010。根据病情的轻重，可分为部分性尿崩症和完全性尿崩症。饮水不足时可出现脱水，年幼儿可出现烦渴喜冷饮，婴儿有渴感时哭闹不肯进食，给饮水后安静。若喂水不足可发生低值中等度热、脱水、高热、休克甚至抽搐等症状。严重脱水可致脑损伤及智能缺陷。较大年龄的儿童成渐进性：因饮水过多，影响食欲，夜尿增多，出现遗尿，影响睡眠和学习。

【治疗】

1. 激素替代治疗　加压素疗效可靠，是中枢性尿崩症治疗的首选药物。

醋酸去氨加压素（Desmopressin acetate，DDAVP）0.1mg/片，由于患者病情轻重不一，用药量应从小剂量开始，剂量个体化。根据临床经验，每天的总量为0.2~1.2mg。多数患者的适宜剂量为每次0.1~0.2mg，每日3次。

（1）婴儿：初始剂量1~4μg，每日2~3次，根据反应调整剂量。

（2）1个月~2岁：初始剂量10μg，每日2~3次，根据反应调整剂量（日剂量范围100~150μg）。

（3）2~12岁：初始剂量50μg，每日2~3次，根据反应调整剂量（日剂量范围100~800μg）。

（4）12~18岁：初始剂量100μg，每日2~3次，根据反应调整剂量（日剂量范围200~1200μg）。

因为夜尿增多影响睡眠，所以如每日1次，

可选择睡前应用。可能有腹痛、胃痛、头痛等不良反应。

鞣酸加压素（长效尿崩停），肌内注射，从0.1~0.2ml/次开始，根据疗效逐步调整剂量，最大量 0.5ml/次。注意血压及水中毒情况。

2. 其他药物

（1）氯磺丙脲：为磺酰脲类抗糖尿病药，但因其对下丘脑尚能合成少量加压素的中枢性尿崩症患者具有抗利尿作用，能增加肾小管上皮对加压素的敏感性，或提高肾渗透梯度，促使水分被重吸收，减少净水清除率，还能增加加压素的释放。故也可用于中枢性尿崩症患者，但因其有低血糖反应，儿科不推荐使用。

（2）氢氯噻嗪（双氢克尿噻）：剂量 2~4mg/（kg·d），分 2~3 次服用，同时补充钾，对肾性尿崩症有效。氢氯噻嗪可引起低钾血症，注意补钾。

（3）吲哚美辛（消炎痛）：剂量 1~2mg/（kg·d），分 3 次服，用于肾性尿崩症。一般情况下儿童禁忌，但必要时需使用。常见的胃肠道不良反应为恶心、呕吐、食欲缺乏、腹痛、腹泻等。也可见消化不良、胃烧灼感、胃炎等。还可见消化性溃疡（胃、十二指肠、空肠），可合并出血和穿孔。这种消化性溃疡的特点是无临床症状。也可能发生不伴明显溃疡的胃、十二指肠出血。

（4）氯贝丁酯（安妥明）：本为氯贝丁酸衍生物类血脂调节药，但对中枢性尿崩症患者具有抗利尿作用。但儿童服用的研究不充分，儿科不推荐使用。

【药学监护】

1. 用药期间应限制患儿的饮水量，以免发生尿潴留、低钠血症及其并发症。

2. 对磺胺类药物过敏患者忌用氢氯噻嗪。

3. 对于其他非甾体类抗炎镇痛药（如阿司匹林）过敏者也可能对吲哚美辛过敏。

参考文献

[1] 胡亚美,江载芳,申昆玲,等.诸福棠实用儿科学[M].8 版.北京:人民卫生出版社,2015.

[2] S.C.斯威曼.马丁代尔药物大典[M].北京:化学工业出版社,2014.

4.1 型糖尿病患儿成长过程的陷阱,您能避免吗?

【背景知识】

糖尿病是一种具有明显遗传倾向的多基因病,是由多种病因导致的胰岛素分泌缺陷和(或)胰岛素作用缺陷而引起,以慢性高血糖为特征的一种代谢性疾病。其发病机制十分复杂,环境因素和遗传因素交互作用,共同促成糖尿病的发生。目前认为 1 型糖尿病是在遗传易感基因的基础上,在外界环境因素的作用下,引发机体的自身免疫功能紊乱,导致胰岛 β 细胞受损伤和破坏,最终胰岛 β 细胞功能衰竭而发生糖尿病。

T1DM 患者因自身胰岛素分泌绝对缺乏,

完全或部分需要外源性胰岛素替代以维持体内糖代谢平衡和生存。T1DM 自然病程中胰岛功能衰竭速度存在个体差异,胰岛素治疗根据患者胰岛功能的衰竭程度和对胰岛素的敏感性差异,遵循个体化原则。即:在自我监测的基础上,选择合适的胰岛素治疗方案、饮食管理,才能达到满意治疗。因此强调综合性治疗,目前提倡的 1 型糖尿病治疗"五驾马车"包括:健康教育、饮食治疗、运动治疗、自我监测、药物治疗。

【血糖监测】

血糖监测方法包括应用血糖仪进行的自我血糖监测(self-monitoring of bloodglucose, SMBG)、动态血糖监测(continuous glucose monitoring, CGM)和 HbA_1c 的测定。

1. SMBG 是血糖监测的基本形式,血糖达标者每天监测 4 次血糖(早餐前、午餐前、晚餐前、睡前)。治疗开始阶段或出现以下情形时可增加 SMBG 频率至 7 次/d 或以上(包括进餐前后、睡前、运动前后、发生低血糖时):血糖控制不达标;强烈的血糖控制意愿而 HbA_1c 未达标者;低血糖事件发生频率增加或对低血糖症状的感知降低;应激状态或外出旅游等。

2. CGM 监测是 SMBG 有益的补充,推荐有条件的患者血糖波动较大时进行 CGM 监测。

3. T1DM 蜜月期,初诊 T1DM 患者经胰岛素规范治疗后可出现受损的胰岛功能部分缓解期,可短期停用胰岛素,或每日使用很少量胰岛素治疗,其血糖水平也能维持在接近正常或正常的范围内,此阶段称为 T1DM 蜜月期。在此阶段根据血糖监测情况,可每日 ≤3 次小剂量胰岛素注射,但应以维持血糖达标为准。T1DM 蜜月期仍应进行血糖监测,对于出现血糖波动大、血糖不易控制,需频繁调整胰岛素用量者需要及时评估患者胰岛功能并及时修改胰岛素治疗方案。

4. 儿童和青少年 T1DM 患者每 3 个月检测

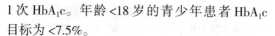
1 次 HbA$_1$c。年龄 <18 岁的青少年患者 HbA$_1$c 目标为 <7.5%。

5. 进入青春期后,体内性激素、生长激素等胰岛素拮抗激素分泌增多,胰岛素需要量增加;血糖水平较青春期前明显升高且波动较大,需要加强血糖监测,适时调整胰岛素治疗方案。

【药物治疗】

1. 胰岛素注射注意事项 儿童青少年在胰岛素注射时,可以选择最短针头长度(目前 4mm 的笔用针头和 6mm 注射器针头)安全有效并可减少患者痛苦;且不要重复使用针头。幼童和身体消瘦的成人应使用 4mm 针头,需捏皮垂直进针。其他人群使用 4mm 针头注射,无需捏皮。患者在注射时应避免肌内注射,尤其在使用长效胰岛素时,如果发生肌内注射易导致严重的低血糖;皮下脂肪增生是治疗的常见并发症,会使胰岛素的吸收异常,应避免注射和输注至此部位,而应轮换至正常皮肤组织处注射。应注意胰岛素注射前心理因素的影响;还应避免使用锐器处置不当造成的血源性感染的风险等。

2. 胰岛素笔使用注意事项 有时肉眼可观察到血液反流入笔芯的情况。在这种情况下,如果笔芯被另一名患者使用,会增加传染性疾病传播的风险。那些肉眼观察不到的微量血液由于其风险存在却不易察觉而更加令人担心。因此,即使一支胰岛素注射笔仅使用过一次,也有可能存在通过生物组织污染胰岛素笔芯的风险。如果另一位患者使用同一笔芯,即使换用一根新的针头也会导致疾病的传播。患者之间绝对不能共用胰岛素注射笔的笔芯。为防止空气或其他污染物进入笔芯和药液渗漏,影响剂量准确性,注射笔的针头在使用后应废弃,不得留在注射笔上。

3. 胰岛素泵使用患者注意事项 根据患者个体情况,胰岛素输注管路应在 72 小时内进行更换,以减少输注位点的不良事件和可能导致的代谢障碍。发生不明原因血糖波动、高血糖或频繁低血糖的患者,应怀疑胰岛素输注是否发生液流中断,均应检查注射位点是否出现脂肪增生、结节、瘢痕、炎症或其他影响胰岛素流动、吸收的皮肤及皮下状况。若患者对导管材料或者敷贴过敏,应该考虑采用替代方案(替换输液管路、胶带或者皮肤屏障)进行治疗。

4. 超短效(速效)胰岛素类似物的吸收速率不受注射部位的影响,可在任何注射部位皮下注射。短效胰岛素在腹部皮下的吸收速度较快,因此其注射部位首选腹部。胰岛素在大腿和臀部的吸收速度较慢,因此基础胰岛素的首选注射部位是大腿和臀部。

5. 在腹部,应避免以脐部为圆心、半径1cm的圆形区域内注射。越靠近腰部两侧(即使是肥胖患者),皮下组织的厚度越会变薄,因此容易导致肌内注射。注射部位不同,其胰岛素吸收速率不同。因此,为了准确预测每次注射胰岛素后的药效,必须严格遵守“每天同一时间,注射同一部位""每天不同时间,注射不同部位"或"左右轮换"等原则。一旦发现注射部位有疼痛、凹陷、硬结的现象出现,应立即停止在该部位注射,直至症状消失。

6. 儿童在强烈身体抵抗的情况下,最好不要注射,以免发生断针等风险,应等其情绪稳定后再注射。T1DM合并感染和处于应急状态时,胰岛素需要量增加。T1DM患者禁食时,仍然需要基础胰岛素补充,之后根据进食和血糖逐渐恢复并调整餐时胰岛素。

7. 若患者存在脂肪增生或在脂肪增生部位注射,注射后针头未在皮下停留10秒或未采用正确的注射部位轮换,漏液的发生率会增高。使用注射笔用针头的患者完全按下拇指按钮后,针头在皮下停留的时间越长(特别是如果达到10秒的目标时间),报告的漏液就越少。

【饮食治疗】

计划饮食,控制总热量,保证儿童正常生

长发育的需要。均衡膳食保证足够营养,避免高糖高脂食物,多选择高纤维素食物,烹调以清淡为主。定时定量进餐。全天热量供给为 [1000+ 年龄 × (70~100)]kcal。如患儿年龄偏小可以给予较高的热量;如果患儿较胖,日常运动量小或是女孩子到了青春期,均可以给予较低的热量。患者家长需根据孩子的具体情况灵活掌握,做到计划饮食个体化。碳水化合物占全天总热量的 50%~55%,应选择"血糖指数"低的食品。脂肪占 25%~30%,每日脂肪入量不能超过全日总热量的 30%,以不饱和脂肪酸为主,每日胆固醇入量不超过 300mg。蛋白质占 15%~20%。

【运动治疗】

运动疗法是治疗糖尿病的重要手段之一,对儿童 1 型糖尿病患者同样适用,其对糖尿病的病情控制有很好的促进作用。运动的益处:提高周围组织对胰岛素的敏感性;降低血糖、血脂和血液黏稠度;增强体质,改善心、肺功能;有利于糖尿病慢性并发症的预防和控制;给患儿带来自信心、增加生活乐趣。儿童 1 型糖尿病患者病情稳定后都可以参加学校的各种体育活动,如:跑步、跳高、跳远、登山、游泳等,也可参加专业或业余运动队。运动量遵循个体化和循序渐进的原则,"持之以恒,量力而行",可根据运动中和运动后有无不良反应来决定,注意安全。建议每周至少进行 150 分钟中等强度(心率到达最大值的 50%~70%)的有氧运动。运动时间宜相对固定。使用胰岛素进行治疗的患者,如果不调整用药量或碳水化合物摄入量,运动有可能导致低血糖。因此,这些患者在运动之前,如果血糖水平 <100mg/dl(5.6mmol/L),应当摄入一定量碳水化合物,或适当减少胰岛素量,再准备好易吸收的碳水化合物食品,万一出现低血糖时使用。

【心理治疗】

心理治疗是糖尿病患儿综合治疗的一部分。由于糖尿病需要终生注射胰岛素和饮食控制,疾病对患儿及其家庭都会带来巨大的精神负担。患儿的家庭生活也随之发生变化。随着病程的延长,患儿逐渐进入青春发育期,生理上的变化,同时带来大量的心理问题。而糖尿病患儿的这些心理问题会直接影响病情的控制,因此必须注重糖尿病儿童的心理健康问题。呼吁社会、学校、家庭给予糖尿病儿童更多的关心和爱护,使他们健康成长。

青少年时期是人生的重要阶段,有些孩子从父母的羽翼保护下离开,进入学校住宿,开始独自生活,保证治疗与生活方式管理的连续性显得至关重要。因此,应给予足够重视。准备工作应包括,将重点放在青少年糖尿病的自我管理能力上,将糖尿病护理责任逐渐由父母转移给青少年。青少年应接受糖尿病教育,承担更多的责任,如保证药品和供应储备充足等。

【药学监护】

1. **低血糖** 低血糖是糖尿病患者最常见的不良反应。低血糖指有典型低血糖症状且血糖≤3.9mmol/L,典型症状为:冷汗、饥饿、头痛、恶心、眩晕、心悸、震颤、虚弱,严重者有脑功能受损症状。如患者出现无症状低血糖或严重低血糖现象,应该放宽血糖控制目标,严格避免近期再次发生无症状性低血糖或严重低血糖的风险。

发生低血糖(血浆葡萄糖<3.9mmol/L)时,应当摄入含有葡萄糖或碳水化合物的食物。纯葡萄糖是缓解低血糖的首选,不过任何含有葡萄糖的碳水化合物都可以使血糖升高(发生低血糖的时候,服用葡萄糖片、葡萄糖水是患者的最佳选择,升血糖最快;没有的话,选择纯果汁、饼干、面包等碳水化合物类的食物也可以)。

2. **脂肪增生** 胰岛素属于生长因子,有促合成作用,反复在同一部位注射会导致该部位皮下脂肪增生而产生硬结,在该部位注射胰岛素将导致药物吸收率下降,吸收时间延长,进而导致血糖波动。因此,在平时的注射中要注意注射部位的轮换。

3. **疼痛** 温度较低的胰岛素会诱发疼痛和不适感,因此最好注射常温胰岛素;其次,如果消毒皮肤的酒精未干就注射,酒精从针眼被带到皮下,会引起疼痛,因此应等酒精挥干后再注射;体毛根部附近常有丰富的神经末梢,因此应避免在体毛根部注射,减少机体对疼痛的敏感性。

4. **注射部位出血** 针头在注射过程中偶尔会碰到血管或毛细血管床,产生局部出血或淤青。与以前的针头相比,目前针头直径更小,出血量可忽略不计。在出血部位按压5~10秒,应能止血。注射部位局部出血或淤血并不会给胰岛素的吸收或者糖尿病管理带来不良后果,出现频发或过度的出血和(或)淤血时,应仔细评估注射技术并确认是否存在凝血功能障碍或使用抗凝药物。

参考文献

[1] 中华医学会糖尿病学分会. 中国 1 型糖尿病胰岛素治疗指南[J]. 中华糖尿病杂志, 2016, 8(10): 591–597.

[2] 纪立农, 郭晓惠, 黄金, 等. 中国糖尿病药物注射技术指南(2016 年版)[J]. 中国糖尿病杂志, 2017, 9(2): 79–105.

[3] ISPAD Clinical Practice Consensus Guidelines 2018[J]. Pediatric Diabetes, 201.

[4] 孟曦, 曹冰燕, 巩纯秀, 等. 儿童青少年糖尿病营养治疗专家共识(2018 版)[J]. 中华糖尿病杂志, 2018, 10(9): 569–577.

[5] 刘莹, 巩纯秀, 吴迪, 等. 糖尿病酮症酸中毒患儿抗菌药物使用干预效果分析[J]. 中华儿科杂志, 2017, 55(6): 415–418.

5. 2 型糖尿病,已经 盯上了青少年

【背景知识】

随着儿童青少年肥胖症的流行,儿童青少年 2 型糖尿病(type 2 diabetes mellitus)的发病率急剧上升。全球糖尿病总数及经济支出逐年攀升,发展中国家尤甚,据流行病学调查显示,中国上升速度位居全球第一。2 型糖尿病是由于胰岛素抵抗,引起胰岛素分泌相对不足而导致血糖升高,往往合并其他代谢异常;由于后期 β 细胞功能衰竭,最终也可导致胰岛素分泌绝对不足。有证据表明,儿童 2 型糖尿病不仅与 1 型糖尿病不同,与成年 2 型糖尿病之间也存在差异。因此,了解儿童和青少年人群 2 型糖

尿病的治疗手段,对于糖尿病患者自我管理具有重要意义。

在儿童 2 型糖尿病的治疗中,对饮食和运动进行干预的生活方式管理最为重要。

【饮食治疗】

摄入过多热量导致体重增加是儿童和青少年 T2DM 发生率增加的一个主要原因。儿童和青少年新诊断 T2DM 自治疗起,即需要开始生活方式干预,包括平衡膳食、增加体育锻炼。最好能够制定青少年个性化饮食计划,且整个家庭都应该食用推荐给糖尿病患者的健康饮食。教育患者家庭学会处理节假日庆典时食用的特殊食物(例如节日可能会进食的特定传统食物,这些食物往往含热量较高,要学会及时调整当天的胰岛素剂量,鼓励患者增加体育运动),而不是避免参加庆典活动。

【运动治疗】

毫无疑问,我们应该鼓励儿童和青少年参加体育活动。运动可以帮助患者减少未来糖尿病慢性并发症的发生风险,如心血管疾病。医师可以为患者开具"运动处方",包括运动时间、强度和频次,以提高患者的依从性。运动强度,指身体联系对人体生理刺激的程度,是构成运动量的因素之一。一般认为,高强度:运动时,上气不接下气;中强度:运动时可以说话,可能气喘;低强度:运动时可以唱歌。

例如每天至少60分钟中到高强度的运动,每天在屏幕前的非文理科教育时间少于2小时。不鼓励在儿童卧室摆放电视、录像机等。需要强调的是,60分钟的运动无须一次做完,可分为多次完成,每次10～15分钟即可。当然如果在锻炼之前血糖水平偏低,应该先额外补充一些碳水化合物类的食物。

【药物治疗】

1. 口服降糖药　二甲双胍是唯一批准用于10岁及10岁以上儿童的口服降糖药。随机对照研究证明，二甲双胍联合生活方式干预比单纯生活方式干预疗效更好。因为2型糖尿病是胰岛素抵抗性的，所以与胰岛素治疗相比，二甲双胍体现了一些自身的优越性：二甲双胍可以增加肝脏胰岛素敏感性、减少抵抗、减轻体重、低血糖发生风险低。考虑到二甲双胍治疗的胃肠道反应，建议从每日500mg的小剂量起始，每1~2天增加500mg，直到达到有效量或最大量2000mg，随餐分次给予。以下情况不能使用二甲双胍：肾功能受损、肝脏疾病、心脏或呼吸系统功能不全、接受放射造影剂、嗜酒。当有胃肠道疾病时应该暂时停止服药。

2. 胰岛素治疗　胰岛素在代谢控制及保护胰岛β细胞方面优于二甲双胍。《2013 AAP指南：新诊断儿童和青少年2型糖尿病的管理》

强烈推荐,合并酮症或酮症酸中毒的T2DM患儿以及难以在T1DM和T2DM之间进行鉴别的患儿必须使用胰岛素治疗。对于确诊没有合并酮症或酮症酸中毒的T2DM患儿,如果随机静脉血糖>13.9mmol/L或HbA$_1$c>9%也推荐使用胰岛素。这与国际儿童青少年糖尿病协会(ISPAD)的推荐以及编者的临床经验是一致的。

胰岛素腹部注射不受肌肉活动和锻炼的影响,且吸收比较快。大腿外侧前部属于胰岛素吸收速度比较慢的部位,适合注射长效胰岛素。臀部上外侧象限适合比较小的孩子注射胰岛素。年龄比较小的孩子,他们的上臂外侧皮下脂肪少,在这个部位使用胰岛素比较容易发生肌内注射的情况,还易引起瘀伤。注射部位的轮换也是需要重视的问题。注射部位的感染非常罕见,所以皮肤的清洁和消毒不是必须的,除非患者个人卫生较差。不推荐儿童使用预混胰岛素。

3. 其他治疗方案　肥胖儿童的2型糖尿病患儿的代谢手术治疗,已经在儿童非随机的治疗中获得了肯定的结局,而且指南明确提示了"代谢手术"是肥胖儿童可选的治疗之一。

【血糖监测】

血糖监测的频率取决于采用的治疗方法,应个体化实施。

对于新诊断的患儿,无论采用什么样的治疗方法,均要求监测空腹、餐前和睡前的血糖水平,在达到血糖控制目标后,可以根据选择的治疗药物、治疗强度等适当调整血糖监测频率。

2型糖尿病自身血糖监测频次对血糖控制的影响虽弱于1型糖尿病,但是仍不可缺少。自身血糖监测的频次应基于血糖控制情况和自身条件个体化,血糖控制理想时,1周数次餐前餐后血糖测量即可,而控制不理想时,应增加测量频次,如每日三餐前后加凌晨的血糖。如果使用胰岛素,一定要注意无症状低血糖的检测。

糖化血红蛋白一般每 3 个月测 1 次,如未达标则需要强化治疗。美国糖尿病协会及中华糖尿病学会建议对于儿童糖尿病患者,HbA$_1$c 控制目标为 <7.5%。

【心理支持和教育】

应当重视对糖尿病患者的心理支持和教育。从 12 岁开始,青少年患者应有与医生独处沟通的时间。并且,考虑意外怀孕和代谢控制不良相关的畸形风险,建议对有生育能力的女性从青春期开始接受孕前咨询。目前而言,尽管适当的胰岛素治疗可以给予患者接近正常人的预期寿命,但在整个疾病过程中,还需要教育患者或其亲属掌握饮食(碳水化合物摄入量)、运动、影响血糖控制的特殊事件(聚会、疾病、锻炼、月经)、血糖监测、胰岛素注射方法、急慢性并发症的识别和预防以及心理调整等多个方面的知识,即应对患者和至少一名家庭成员进行糖尿病自我管理教育(DSME)。由于患者为儿童或青少年,因此,应特别强调父母或监护人在糖尿病管理中的作用。无论使用什么临床管理工具对儿童、青少年以及他们父母的教育都是非常必要的。

在实际生活中,家长还需要结合孩子的特点,选择适合的自我管理方案。

参考文献

[1] COPELAND KC, SILVERSTEIN J, MOORE KR, et al. Management of newly diagnosed type 2 Diabetes Mellitus (T2DM) in children and adolescents[J]. Pediatrics, 2013, 131 (2): 364.

[2] ACERINI C, CRAIG ME, BEAUFORT CD, et al. Introduction to ISPAD Clinical Practice Consensus Guidelines 2014 Compendium[J]. Pediatric Diabetes, 2014, 15 (S20): 1–3.

[3] NADEAU KJ, ANDERSON BJ, BERG E G, et al. Youth–Onset Type 2 Diabetes Consensus Report:

Current Status，Challenges，and Priorities［J］.
Diabetes Care，2016，39（9）：1635-1642.

［4］应令雯，周健.2017年ADA糖尿病医学诊疗标准解读［J］.中国医学前沿杂志：电子版，2017，9（1）：48-55.

［5］中华医学会儿科学分会内分泌遗传代谢学组.儿童青少年2型糖尿病诊治中国专家共识［J］.中华儿科杂志，2017，55（6）：404-410.

［6］中国2型糖尿病自我管理处方专家共识（2017年版）［J］.中国糖尿病杂志，2017（12）：740-750.

［7］梁学军，巩纯秀，刘莹，等.儿童2型糖尿病合并非酒精性脂肪性肝病的特征及相关因素分析［J］.中华糖尿病杂志，2018，10（7）：482-486.

［8］梁学军，巩纯秀，刘莹，等.儿童2型糖尿病合并高尿酸血症与胰岛素抵抗、血脂关系的研究［J］.中华糖尿病杂志，2015（8）：726-729.

6. 来自治疗团队的建议：用健康的生活方式，改善代谢综合征

【背景知识】

代谢综合征（metabolic syndrome，MS）是由肥胖、高血糖、高血压及血脂异常等集结发病的一组临床症候群。MS在儿童青少年中并不少见，美国健康和营养调查研究（NHANES）数据显示，12~19岁儿童MS患病率为4.2%（1988—1994年）；2002年中国居民营养与健康调查显示，MS患病率为3.7%。

代谢综合征增加了糖尿病和心血管疾病的发病率，同时也增加了心血管疾病的死亡率。但代谢综合征是可以预防和控制的。积极调整生活方式并保持科学的生活习惯，进行有效的

药物干预,对代谢综合征有重要意义。

【生活方式干预】

代谢综合征防胜于治,预防要比治疗简单得多,关键是防治肥胖。

首先要杜绝不健康的饮食习惯,如:进食速度快、食量大、咀嚼少,高糖、高脂肪等高能量摄入过多等。儿童和青少年在饮食中要保持食物多样化,注意荤素兼顾,粗细搭配,一日 3 餐,两餐间隔 4~5 小时。在控制总能量摄入的同时,保证蛋白质、维生素、矿物质的充足供应。适宜吃的食物:新鲜蔬菜和水果、牛肉、飞禽、蛋、奶、鱼、虾、豆制品、白开水。要少吃的食物:各种甜点、糖果、蜜饯、膨化食品、油炸食品、肥肉、含糖饮料。高血压的患者还要限盐(饮食过咸会引起体内水钠潴留,加重心脏负担,引起高血压的发生)。

长期规律运动有利于培养儿童健康的生活方式,不仅可以防止青少年期肥胖,而且可以延续至成年,终身受益。当然,如果孩子有心肺功能异常或严重高血压者则需谨慎运动,避免剧烈运动。建议首先选择孩子喜欢的运动项目;运动前后至少要做 5 分钟的准备活动和放松活动;中等强度有氧运动、高强度间歇运动和抗阻力运动相互结合进行;循序渐进,长期坚持;每天至少锻炼 30 分钟(若能达到每天 60 分钟的中等强度运动要给孩子鼓励);减少静态活动时间(看电视、玩电脑的时间每天不应超过 2 小时,家长也要以身作则)。

【药学监护】

医生可能对下列 10 岁以上的患儿处方二甲双胍治疗:①对于糖代谢紊乱患儿(IFG、IGT、T2DM)经过 3 个月有效生活方式干预,代谢异常指标无法逆转;②糖代谢紊乱患儿合并高血压、脂代谢异常、糖化血红蛋白 >6%;③一级亲属患有糖尿病的患者。一般二甲双胍,一日 2~3 次,每次 500mg,最大剂量每日 2000mg。

为减少胃肠道反应,二甲双胍可于餐中或饭后立即服用。二甲双胍肠溶制剂胃肠道反应较轻,也可于餐前服用。

如患儿还启动了调脂药物、控制高血压药物,更要严格遵守医嘱,按时按量服用,按时复诊。高血压患儿要监测血压,注意有无头晕、头痛、视物模糊等不适。如血压持续增高至130/90mmHg 或以上,可以临时给予硝苯地平舌下含服一次,通常舌下给药 2~3 分钟起效,20 分钟达高峰,半小时后复测血压一次。如果服用卡托普利等 ACEI 类的降压药可能出现干咳,这种情况与抑制内源性缓激肽的降解有关,停药后可缓解。

参考文献

[1] 中华医学会儿科学分会内分泌遗传代谢学组,
中华医学会儿科学分会心血管学组,中华医学
会儿科学分会儿童保健学组.中国儿童青少年

代谢综合征定义和防治建议[J]. 中华儿科杂志, 2012, 50(6): 420–422.

[2] 梁黎, 傅君芬, 杜军保. 中国儿童青少年代谢综合征定义的探索及意义[J]. 中华儿科杂志, 2012, 50(6): 401–404.

[3] 刘秀芹, 巩纯秀, 曹冰燕, 等. 二甲双胍治疗不同糖代谢状态肥胖儿童效果评价[J]. 中国儿童保健杂志, 2011, 19(11): 1024–1027.

7. 甲状腺素的补充，
您做对了吗?

【背景知识】

　　甲状腺功能减退症(hypothyroidism,简称甲减)是由于甲状腺激素合成和分泌减少或组织作用减弱导致的全身代谢减低综合征。主要分为临床甲减(overt hypothyroidism)和亚临床甲减(subclinicalhypothyroidism)。本病发病隐匿,病程较长,不少患者缺乏特异症状和体征。症状主要表现为以代谢率减低和交感神经兴奋性下降为主,病情轻的早期患者可以没有特异症状。典型患者畏寒、乏力、手足肿胀感、嗜睡、记忆力减退、少汗、关节疼痛、体重增加、便秘、女性月经紊乱或者月经过多、不孕。

【治疗】

1. L-T$_4$ 的应用　左甲状腺素（L-T$_4$）是甲减的主要替代治疗药物。L-T$_4$ 片剂的胃肠道吸收率可达到 70%~80%。L-T$_4$ 片剂半衰期约 7 天，每日给药 1 次，便可以获得稳定的血清 T$_4$ 和 T$_3$ 水平。L-T$_4$ 的治疗剂量取决于患者的病情、年龄、体重，要个体化。儿童剂量约每日 2.0μg/kg 体重。

2. L-T$_3$ 的应用　甲状腺激素抵抗综合征（resistance to thyroid hormone，RTH）的甲状腺激素治疗首选 L-T$_3$ 治疗，可维持稳定的血药浓度。若是婴幼儿起病，伴有生长发育障碍、智力低下和骨骼愈合延迟的患儿，需及早诊断并使用较大剂量甲状腺激素治疗，以维持正常的智力和生长发育。当血清 T$_3$、T$_4$ 水平升高，但是 TSH 不被抑制时，提示可能患有 RTH，要注意鉴别诊断。伴有甲减症状的 RTH 可选择 TH 治疗，对伴有甲亢症状的 RTH 可对症和选择三碘甲腺乙酸治疗。

3. 甲状腺功能正常病态综合征　甲状腺功能正常病态综合征（euthyroid sick syndrome，ESS），也称为低 T_3 综合征、非甲状腺疾病综合征，并非是甲状腺本身病变，而是由于严重疾病、饥饿状态导致的循环甲状腺激素水平的减低，是机体的一种保护性反应。不建议甲状腺激素替代治疗。

【药学监护】

补充 L-T_4 治疗初期，每间隔 4~6 周测定血清 TSH 及 FT_4。根据 TSH 及 FT_4 水平调整 L-T_4 剂量，直至达到治疗目标。治疗达标后，至少需要每 6~12 个月复查 1 次上述指标。继发于下丘脑和垂体的甲减，以血清 FT_4、TT_4 达到正常范围作为治疗的目标，不以 TSH 作为监测指标。

L-T_4 在空肠与回肠被吸收，空腹条件下胃内呈酸性状态，其对后续的小肠吸收至关重要。

如果以 TSH 的控制水平为标准，那么不同的服药时间相比较，从吸收最好到最差排序是早餐前 60 分钟、睡前、早餐前 30 分钟、餐时。因此，$L-T_4$ 的服药方法首选早饭前 1 小时，如果不能早餐前 1 小时服用，也可选择睡前服药。

$L-T_4$ 与其他药物的服用间隔应当在 4 小时以上，因为有些药物和食物会影响 T_4 的吸收和代谢，如肠道吸收不良及氢氧化铝、碳酸钙、考来烯胺散、硫糖铝、硫酸亚铁、食物纤维添加剂等均可影响小肠对 $L-T_4$ 的吸收；苯巴比妥、苯妥英钠、卡马西平、利福平、异烟肼、洛伐他汀、胺碘酮、舍曲林、氯喹等药物可以加速 $L-T_4$ 的清除。甲减患者同时用这些药物时，需要增加 $L-T_4$ 用量。

参考文献

[1] 中华医学会内分泌学分会. 成人甲状腺功能减退症诊治指南[J]. 中华内分泌代谢杂志，

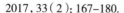

2017, 33（2）: 167–180.

［2］中华医学会儿科学分会内分泌遗传代谢学组, 中华预防医学会儿童保健分会新生儿疾病筛查学组. 先天性甲状腺功能减低症诊疗共识［J］. 中华儿科杂志, 2011, 49（6）: 421–424.

［3］巩纯秀, 谷奕. 重视高促甲状腺素血症的诊断鉴别及处理原则. 中国实用儿科杂志, 2011, 26（9）: 641–644.

8. 甲亢患儿出院后，
需要注意什么?

【背景知识】

甲状腺功能亢进症(hyperthyroidism)简称甲亢，是由于甲状腺激素分泌过多所致，常伴甲状腺肿大、眼球外凸、基础代谢率(basal metabolic rate，BMR)增高等表现。引起儿童时期甲亢的最主要病因是毒性弥漫性甲状腺肿，又称Graves病(GD)。

【治疗】

儿科多用甲巯咪唑(他巴唑)，剂量0.1~1.0mg/(kg·d)，起始剂量和维持剂量由医生按病情决定，通常量小顿服，量大分次服用;或用丙硫氧嘧啶 5~10mg/(kg·d),因其半衰期较短,每日 3 次口服为宜。当然医生还会根据病情轻重及患者对药物的反应情况,选择适宜的个体化治疗剂量,以期获得最佳疗效。普萘洛尔能够抑制 T_4 在周围组织转变为 T_3,对减慢心率和缓解症状有效,常见剂量 0.5~2.0mg/(kg·d),新生儿 1~2mg/(kg·d),每日 3 次口服,但支气管哮喘患儿慎用。

儿童患者的总疗程较长,常为 2~3 年,若治疗过程处于青春期,有些患者可能疗程需要延续 4~5 年。因为甲亢的治疗期比较漫长,药物治疗需要足量治疗期及减量维持治疗期,对治疗经过不顺利的患者疗程还需适当延长。所以患者务必保持耐心,不可擅自停药、减量,需遵医嘱门诊随诊。

【生活方式干预】

甲亢患者新陈代谢率高,日常饮食需要

较多的热量和蛋白质,否则容易发生低蛋白血症。同理,宜进食含钾、钙、B族维生素和维生素C丰富的食物。忌咖啡、浓茶等兴奋性饮料(健康儿童也不宜喝兴奋性的饮料,白开水是小朋友们的最佳饮品)。忌碘,因为碘是合成甲状腺素的一个重要元素,在一定量的限度内,甲状腺素的合成量随碘剂量的增加而增加,如果剂量超过限度,则暂时性抑制甲状腺素的合成和释放,使患者症状迅速缓解,但这种抑制是暂时性的。如果长期服用高碘食物或药物,则甲状腺对碘的"抑制"作用产生"适应",甲状腺素的合成重新加速,甲状腺内的甲状腺素的积存与日俱增,大量积存的甲状腺素释放到血液中,引起甲亢复发或加重。同时,甲亢患者的很多检查如摄碘率、^{131}I治疗前需禁碘。

总的来说就是谷物、肉、蛋、奶、豆类、蔬菜、水果都要吃。加碘盐、海带、海鱼、海蜇皮等含碘高的食物都不要吃。

患者不应熬夜、饮食无度和进行长跑、游泳、爬山等剧烈活动;病情严重的患者甚至要求静养,卧床休息。此外,由于甲亢患者常伴有突眼,使眼外肌麻痹,容易视力疲劳,眼球膨胀。所以,本病患者要少看书报,免看电视和停止玩电脑游戏,减少眼的刺激和视力疲劳。

在日常生活中,患儿父母认为需要对孩子进行批评教育时,请对患病的孩子报以足够的耐心和爱心,学会控制自己情绪,不要大声呵斥,创造一个较好的环境,以避免精神刺激,导致患儿病情加重或反复。

【药学监护】

疾病本身和治疗药物都可能导致患儿白细胞总数偏低,粒细胞也低,容易导致感染。若发生感染,容易使已控制的甲亢复发或加重,甚至出现甲亢危象。因此,要学会预防各种感染,而一旦发现感染征兆,则应及早控制。

甲亢本身和治疗药物还可能引起肝功能损害，可行保肝治疗，但如出现以下情况：黄疸（皮肤变成黄色）、白陶土样便（大便变成白色）或尿色加深、关节痛，请及时到医院就诊。

参考文献

［1］中华医学会核医学分会. ^{131}I治疗格雷夫斯甲亢指南（2013版）［J］. 标记免疫分析与临床，2014，21（1）：92-104.

［2］中华医学会内分泌学分会《中国甲状腺疾病诊治指南》编写组. 中国甲状腺疾病诊治指南——甲状腺功能亢进症［J］. 中华内科杂志，2007，46（10）：876-882.

［3］胡亚美，江载芳，申昆玲，等. 诸福棠实用儿科学［M］. 8版. 北京：人民卫生出版社，2015.

[4] MINAMITANI K, SATO H, OHYE H, et al. Guidelines for the treatment of childhood–onset Graves'disease in Japan, 2016. [J]. Clin Pediatr Endocrinol, 2008, 112 (2): 29–62.

9. 积极治疗甲状旁腺功能减退症, 防止危象发生

【背景知识】

甲状旁腺功能减退症 (hypoparathyroidism) 简称甲旁减, 是由于甲状旁腺激素 (parathyroid hormone, PTH) 合成和分泌不足、激素结构异常缺乏生理功能或外周靶器官对 PTH 的作用不敏感而导致钙、磷代谢异常, 特征是牙釉质发育不良、转移性钙化灶、手足搐搦、癫痫发作、低钙血症、高磷血症等。

常见病因可能为以下几种。

1. 甲状旁腺发育不全;

2. 甲状旁腺损伤;

3. 金属中毒: 如血色病 (铁)、地中海贫血

（铁）和肝豆状核变性（Wilson 氏病）（铜）等；

4. 甲状旁腺浸润性疾病；

5. 自身免疫性多腺体疾病；

6. 甲状旁腺素分泌缺陷；

7. 甲状旁腺素分泌的调节异常；

8. 靶组织对 PTH 生物学作用反应的缺陷，也叫作假性甲旁减。

【治疗】

早期诊断和及时治疗。治疗目标是控制病情，使症状缓解，血清钙纠正至正常低限或接近正常，尿钙排量保持在正常水平，婴儿 <1.0mmol/24h（40mg/24h），儿童 0.1~0.15mmol/（kg·24h）[4~6mg/（kg·24h）]，成人 2.5~7.5mmol/24h（100~300mg/24h）。血钙维持在 2.1~2.3mmol/L 比较安全，定期监测血钙，避免高血钙引起高钙血症、泌尿系结石、肾脏损伤发生。

1. 钙剂　低钙手足搐搦或惊厥发作时，给予静脉输注 10% 葡萄糖酸钙。

缓解后，应长期口服钙剂，一般每日补充元素钙 1~1.5g。葡萄糖酸钙、乳酸钙、氯化钙和碳酸钙中分别含元素钙 9.3%、13%、27% 和 40%。其中碳酸钙价格最低廉，在临床中使用也是最常见的。少数病例单纯服钙剂即可纠正低钙血症。因为本病患者服用碳酸钙剂量较大，而人体消化道每次吸收能力有限，且碳酸钙饭后服用，利于胃酸将其转化为可溶性氯化钙吸收，同时减轻消化道不适，建议每日服药时间放在餐后或餐时，且分次服用，让钙元素的吸收分散在全天。

钙的摄入非常重要，一方面，如患者可以从饮食中摄入大量钙，则可以降低维生素 D 使用剂量；另一方面钙与磷在肠道中结合还可以降低血浆中磷酸的水平。由于钙元素会干扰左甲状腺素钠的吸收，所以同时患有甲状腺功能减退症疾病的患者需注意：钙制剂和左甲状腺素钠（优甲乐）不能同时服用。

2. 维生素 D 及其衍生物 维生素 D 及其衍生物的治疗剂量因人而异,个体差异较大,需酌情制定治疗方案。下列为常规剂量,个别患者需要更大剂量。

(1) 1α–OHD$_3$(阿法骨化醇):0.25~4μg/d,适用于肝功能正常的患者。

(2) 1,25(OH)$_2$D$_3$(骨化三醇):0.25~2μg/d。

(3) 维生素 D$_2$ 或 D$_3$:20 000IU/d,逐渐增加到 50 000~100 000IU/d 不等。

【生活方式干预】

1. 饮食上,采用高钙低磷饮食。避免高磷饮食,如牛奶、乳制品、豆类、蘑菇、坚果、蛋、海鲜等食品,特别是奶酪、干贝、鱼片干等加工制品。建议食用低磷食品如:谷类(面条、米饭)、薯类(红薯)、蔬菜、水果。严重病例可采用磷结合剂。

2. 低镁血症的患者需补充镁剂。

参考文献

[1] 中华医学会骨质疏松和骨矿盐疾病分会. 甲状旁腺功能减退症和假性甲状旁腺功能减退症诊治指南（讨论稿）[C]. 中华医学会第四次全国骨质疏松和骨矿盐疾病学术会议论文汇编，2006：16-19.

[2] BOLLERSLEV J, REJNMARK L, MARCOCCI C, et al. European Society of Endocrinology Clinical Guideline：Treatment of chronic hypoparathyroidism in adults[J]. European Journal of Endocrinology，2015, 173（2）：G1-G20.

[3] 杨月欣. 中国食物成分表2004（第二册）[M]. 北京：北京大学医学出版社，2005：75-213.

[4] 杨志华，毛凤星，魏静心，等. 钙磷代谢试验膳食在诊断儿童甲状旁腺功能低减中的应用[J]. 中国临床营养杂志，2000, 8（4）：232-234.

10. 嗜铬细胞瘤和副神经节瘤：令人头痛的"定时炸弹"

【背景知识】

嗜铬细胞瘤（pheochromocytoma，PCC）和副神经节瘤（paraganglioma，PGL）是分别起源于肾上腺髓质或肾上腺外交感神经链的肿瘤，主要合成和分泌大量儿茶酚胺（catecholamine，CA），如去甲肾上腺素（norepinephrine，NE）、肾上腺素（epinephrine，E）及多巴胺（dopamine，DA），常见的临床症状包括高血压、典型的头痛、多汗、心悸，焦虑和震颤，并造成心、脑、肾等严重并发症。肿瘤位于肾上腺称为 PCC，位于肾上腺外则称为 PGL，二者合称为 PPGL。PGL 可起源于胸、腹部和盆腔的脊椎旁交感神经链，也可来源于沿颈部和颅底分布的舌咽、迷走神经的副交感神经节，后者常不产生 CA。

小儿多起病较急，以持续性高血压最为常见，伴发高血压脑病时，出现意识障碍和惊厥。但也会表现为阵发性高血压，即平时血压正常，发作时血压骤增，患儿突然发生剧烈头痛，大汗和心动过速与心律失常，并有面色苍白，肢冷，乏力，恶心呕吐，腹痛，视力模糊及不安甚至恐惧感。

除损害心血管系统，这两种肿瘤还有 10%~17% 的机会发展为恶性肿瘤。各年龄段均可发病，发病高峰为 30~50 岁，男女发病率基本相同。遗传性 PPGL 占 35%~40%，与散发性患者相比，遗传性肿瘤患者起病较年轻并呈多发病灶。

【治疗】

1. 术前药物治疗　确诊后应尽早手术切除肿瘤，但手术前必须进行充分的药物准备，以避免麻醉和术中、术后出现血压大幅度波动而危及患者生命。建议除头颈部 PGL 和分泌 DA 的 PPGL 外，其余患者均应服用 α 受体拮抗剂做术前准备。可先用选择性 α_1 受体拮抗剂（多沙唑嗪：成人起始剂量 2mg/d，常用终剂量 32mg/d）或非选择性 α 受体拮抗剂［酚苄明：成人起始剂量 10mg/d，一日 2 次，常用终剂量 1mg/（kg·d）；儿童起始剂量 0.2mg/kg，一日 2 次，维持量 0.4~1.4mg/kg，分 3~4 次口服。］控制血压，如血压仍未能满意控制，则可加用钙通道阻滞剂［硝苯地平：成人起始剂量 30mg/d，常用终剂量 60mg/d；儿童起始剂量 0.2~0.5mg/（kg·d），最大剂量 3mg/（kg·d）。氨氯地平：成人起始剂量 5mg/d，常用终剂量 10mg/d；1~5 岁儿童起始剂量 0.1mg/（kg·d），最大剂量 0.6mg/（kg·d）；≥6 岁儿童起始剂量 2.5mg/d，最大剂量 10mg/d，一日 1 次］。用 α 受体拮抗剂治疗后，如患者出现心动过速，则再加用 β 受体拮抗剂（美托洛尔：成人起始剂量 12.5mg/d，一日

2 次, 常用终剂量 25mg/ d, 一日 2 次。阿替洛尔：成人起始剂量 25mg/d, 常用终剂量 50mg/d; 儿童一次 0.25~0.5mg/kg, 一日 2 次), 但是绝对不能在未服用 α 受体拮抗剂之前使用 β 受体拮抗剂, 因为 PPGL 患者先服用 β 受体拮抗剂可导致急性肺水肿和左心衰的发生。

此外, 患者应摄入高钠饮食和增加液体入量, 以增加血容量, 防止肿瘤切除后发生严重低血压。术前药物准备时间存在个体差异, 一般至少为 2~4 周, 对较难控制的高血压并伴有严重并发症的患者, 应根据患者病情相应延长术前准备时间。

2. PPGL 危象　PPGL 危象发生率约为 10%, 临床表现可为严重高血压或高、低血压反复交替发作；出现心、脑、肾等多器官系统功能障碍, 如心肌梗死、心律失常、心肌病、心源性休克；肺水肿、急性呼吸窘迫综合征 (ARDS)；脑血管意外、脑病、癫痫；麻痹性肠梗阻、肠缺血；肝、肾功能衰竭等；严重者导致休克, 最终致呼吸、循环衰竭死亡。

PPGL 危象可因大量 CA 突然释放而发生，也可因手术前或术中挤压、触碰肿瘤、使用某些药物（如糖皮质激素、β 受体拮抗剂、甲氧氯普胺、麻醉药）以及创伤、其他手术应激等而诱发，故临床中应注意避免这些诱因。

PPGL 高血压危象发作时，应从静脉泵入 α 受体拮抗剂（酚妥拉明），可从小剂量开始并严密监测血压、心率变化，根据患者对药物的降压反应，逐渐增加和调整剂量；当高血压危象被控制，患者病情平稳后，再改为口服 α 受体拮抗剂治疗做手术前准备。如高、低血压反复交替发作时，除静脉泵入 α 受体拮抗剂外，还需另建一条静脉通道进行容量补液、监测血流动力学指标并纠正低容量休克。

参考文献

[1] 中华医学会内分泌学分会肾上腺学组 . 嗜铬细

胞瘤和副神经节瘤诊断治疗的专家共识[J].
中华内分泌代谢杂志, 2016, 32（3）: 181-187.

[2] LENDERS JW, DUH QY, EISENHOFER G,
et al. Pheochromocytoma and paraganglioma: an
endocrine society clinical practice guideline[J].
Journal of Clinical Endocrinology & Metabolism,
2014, 99（6）: 1915.

[3] FLYNN JT, KAELBER DC, BAKERSMITH CM,
et al. Clinical Practice Guideline for Screening and
Management of High Blood Pressure in Children
and Adolescents[J]. Pediatrics, 2017, 140（3）:
e20171904.

11. 孩子得了先天性肾上腺皮质增生症,家长怎么办?

【背景知识】

先天性肾上腺皮质增生症(congenital adrenal hyperplasia,CAH)是一组由肾上腺皮质类固醇合成通路各阶段各类催化酶的缺陷,引起以皮质类固醇合成障碍为主的常染色体隐性遗传性疾病。CAH 按已知缺陷酶的种类,大致分为 6 个型,以 21 羟化酶缺陷症(21-hydroxylase deficiency,21-OHD)最常见,占 90% ~95%,国际已有报道发病率为 1/20 000~1/10 000。本症有发生致命的肾上腺失盐危象风险,高雄激素血症致生长和性腺轴紊乱。

按照疾病不同型别制定治疗目标。治疗目标包括替代生理需要以防止危象发生,同时合理抑制高雄激素血症。抑制高雄激素血症目标是为保证未停止生长个体有正常的线性生长和青春发育,减少成年身高受损;在停止生长和青春发育完成后保护生育能力,预防骨质疏松和降低心血管疾病的风险。

目前应用于儿童和青春期替代治疗的皮质醇制剂包括了属于糖皮质激素类的氢化可的松(hydrocortisone,HC)和属于盐皮质激素类的$9\alpha-$氟氢可的松(flurinef,FC)。FC 替代同样也需维持防止失盐和过度致钠潴留,甚至高血压间的平衡。

【治疗】

1. 氢化可的松是基本和终生的替代治疗,未停止生长发育的患儿只用氢化可的松替代,达到成年身高后可以给半衰期相对长的皮质激素制剂。一般氢化可的松 10~15mg/($m^2 \cdot d$),

每日分 3 次服用。氢化可的松最好 8 小时 1 次，但也需要根据患者情况个体化用药。例如部分患者可能需要将全日量的 2/3 或半量在睡前服下，以期能在清晨抑制促皮质素（adreno-cortico-tropic-hormone，ACTH）的释放高峰。外源 HC 难以模拟皮质醇的正常脉冲分泌和昼夜节律乃至替代 ACTH- 皮质醇之间的生理性负反馈关系。替代后易发生两种后果：剂量不足以抑制高雄激素血症或剂量过度致抑制生长，甚至发生医源性库欣综合征。维持抑制雄激素和不抑制生长间的平衡是治疗的挑战。所以实际应用中，每个患儿都会采取个体化治疗方案。例如：医生对于 1 岁以内的患儿可能采取更低的剂量，如 8~12mg/（$m^2 \cdot d$）。

青春期氢化可的松清除率增高，尤其是女孩，处方剂量会相对增多，但一般不超过 17mg/（$m^2 \cdot d$）。而患者在青春期骨骺闭合后，身高不再增长，可选择半衰期较长的其他类固醇制剂替代治疗，如泼尼松 5~7.5mg/d，每日 2 次口服；

泼尼松龙 4~6mg/d,每日 2 次口服;地塞米松 0.25~0.5mg/d,每日 1 次口服。

　　然而最重要的是个体化调节剂量,需综合考虑生长与疾病之间的关系。因此患者的依从性非常重要(请家长按时随诊,不要自行给孩子停药)。

　　2. 有醛固酮低下的患儿还需要进行盐皮质激素替代治疗。早期诊断和替代治疗减少了失盐危象的死亡率;但需防止过量引起的医源性高血压,维持失盐和过量之间的平衡。同样需要个体化给药和监测,避免医源性高血压。氟氢可的松 0.05~0.2mg/d,每日分 1~2 次服用。新生儿和婴儿期 FC 建议 150~200μg/($m^2 \cdot d$)(50~100μg/d),对未添加半固体食物喂养的乳儿需额外补充食盐 1~2g/d(婴儿),进食时分次服用。1 岁后 FC 剂量相应减少,青春期和成人期更少。

【药学监护】

1. 细心的家长阅读氢化可的松的药品说明书会发现,该药有抑制生长的不良反应。同样氟氢可的松也可能发生不良反应,如医源性高血压。因此请按照医生要求的时间,定时到医院复诊,以便监测身高、体重、骨龄、血压、血钾、血钠等指标。

2. 出院前,医生会叮嘱患儿家长,应激状态时需增加氢化可的松剂量。什么算应激状态呢?

需增加氢化可的松剂量的应激情况主要是发热或感染性疾病,对于心理情绪应激和运动(剧烈运动或较长时间的中等量运动)不强调增加氢化可的松剂量,但需监控血糖。

感染性疾病时的剂量建议:轻中度感染(发热体温高于38℃、中等重度腹泻)增加至原剂量2~3倍,分4次服用至病愈;重度应激(体温高于39℃、腹泻呕吐伴脱水)增加至原剂量

5倍,分4次服用至病愈。也可以按年龄调整每日剂量,1岁以下25mg,1~5岁50mg,6岁及6岁以上100mg。成年患者上午60mg,下午30mg(或等效剂量的长效制剂)。不能口服时用胃肠外给药(肌内注射或静脉注射)。病愈后在1周内逐步减量至原替代量。

氢化可的松有一半的盐皮质激素替代作用,使应激时不强调FC加量。但需注意患儿的肾上腺髓质也有可能发育不良,血儿茶酚胺低下,应激时(包括剧烈运动)与皮质醇不足的叠加可能导致低血糖。

不需住院的外伤或中、小手术(包括大的拔牙手术等),可以按以上方案增加剂量。轻度的发热或流涕不建议增加GC剂量,不宜因害怕发生危象而盲目增加替代剂量。需要住院和麻醉的中、大手术,首先告知医生患儿的病情和服药现状,其余事项遵听医嘱。

参考文献

［1］YANASE T，TAJIMA T，KATABAMI T，et al.
Diagnosis and treatment of adrenal insufficiency
including adrenal crisis：a Japan Endocrine
Society clinical practice guideline［Opinion］［J］.
Endocrine journal，2016，63（9）：765–784.

［2］中华医学会儿科学分会内分泌遗传代谢病学
组.先天性肾上腺皮质增生症21-羟化酶缺陷
诊治共识［J］.中华儿科杂志，2016，54（8）：
569–576.

［3］BORNSTEIN S R，ALLOLIO B，ARLT W，et
al. Diagnosis and Treatment of Primary Adrenal
Insufficiency：An Endocrine Society Clinical
Practice Guideline［J］. J Clin Endocrinol Metab，
2016，101（2）：364–389.

［4］SPEISER P W，AZZIZ R，BASKIN L S，et al.
Congenital adrenal hyperplasia due to steroid

21-hydroxylase deficiency: an Endocrine Society clinical practice guideline.[J]. Journal of Clinical Endocrinology & Metabolism, 2010, 95（9）: 4133-4160.

[5] 胡亚美,江载芳,申昆玲,等.诸福棠实用儿科学[M].8版.北京:人民卫生出版社,2015.

[6] 巩纯秀.肾上腺危象处理[J].中国实用儿科杂志,2016,31(6):425-428.

12. 原发性醛固酮 增多症的应对措施

【背景知识】

原发性醛固酮增多症,简称原醛症(primary aldosteronism),指肾上腺皮质分泌过量醛固酮,导致体内潴钠排钾,血容量增多,肾素－血管紧张素系统活性受到抑制。临床主要表现为高血压、低血钾、肌无力、周期性麻痹、代谢性碱中毒,低血浆肾素活性及醛固酮分泌增多,故又称低肾素性醛固酮增多症。

原醛症的病因包括:特发性醛固酮增多症、醛固酮瘤、原发性肾上腺增生、分泌醛固酮的肾上腺皮质癌、家族性醛固酮增多症等。

【治疗】

治疗方案取决于原醛症的病因和患者对药物的反应。原醛症的治疗有手术和药物两种方法。醛固酮瘤及单侧肾上腺增生首选手术治疗。而特发性醛固酮增多症及家族性醛固酮增多症首选药物治疗。对于药物治疗患者，需定期复查肾功能、电解质，并检测血压，根据血钾、血压等指标调整药物剂量。

【药学监护】

特发性醛固酮增多症首选螺内酯（安体舒通）作为一线用药，依普利酮（国内尚无该药品销售）为二线药物。家族性醛固酮增多症选用小剂量糖皮质激素作为首选治疗方案。

1. 螺内酯　是一种醛固酮受体拮抗剂，起始治疗剂量为 12.5~25mg/d（成人），分 3~4 次口服，血压和电解质正常后减至维持量。如病情需要，可逐渐增加至最大剂量 100mg/d。儿童则需要根据年龄和体重调整剂量。开始服药后每周需监测血钾,根据血钾水平调整螺内酯剂量。进食时服用,因为食物可促进药物吸收,还可以减少胃肠道反应。禁止自行停药或减量,药物剂量调整应于内分泌科随诊时由医生决定。

螺内酯导致的男性乳房发育呈明显剂量相关性,必要时可同时加用氨苯蝶啶、阿米洛利等减少螺内酯剂量,以减轻其不良反应,作为保钾利尿剂,它们能缓解原醛症患者的高血压、低血钾症状,而不存在螺内酯所致的激素相关性不良反应。但由于其作用相对较弱,且无上皮保护作用,并不作为一线用药。

2. 糖皮质激素 主要通过抑制垂体 ACTH 分泌以减少醛固酮作用,建议服用长效或中效糖皮质激素。地塞米松起始剂量为成人 0.125~0.25g/d,每日 3 次,最大量不超过 2mg/d,在睡前服用。

注意事项:过量糖皮质激素治疗会导致医

源性库欣综合征,影响儿童生长发育,建议使用最少剂量糖皮质激素使患者血压或血钾维持在正常范围,如血压控制不佳,可联合使用醛固酮受体拮抗剂。

3. 其他降压药物 血管紧张素转化酶抑制剂(ACEI)、血管紧张素Ⅱ受体拮抗剂(ARB)可能对部分血管紧张素敏感的特发性醛固酮增多症有一定治疗效果,而钙通道阻滞剂(CCB)主要用于降低血压,对醛固酮分泌并无明显抑制作用。如患者单用螺内酯治疗血压控制不佳时,可联合使用多种不同作用机制的降压药。

【生活方式干预】

对于几乎所有高血压患者,限制饮食钠摄入量(<100mEq/d)、维持理想体重、避免酒精摄入和规律有氧锻炼都有利于药物治疗的成功。

参考文献

［1］FUNDER JW, CAREY RM, MANTERO F, et al. The Management of Primary Aldosteronism: Case Detection, Diagnosis, and Treatment: An Endocrine Society Clinical Practice Guideline［J］. Journal of Clinical Endocrinology & Metabolism, 2016, 101（5）: 1889-1916.

［2］中华医学会内分泌学分会肾上腺学组. 原发性醛固酮增多症诊断治疗的专家共识［J］. 中华内分泌代谢杂志, 2016, 32（3）: 188-195.

［3］FUNDER J W, CAREY R M, FARDELLA C, et al. Case detection, diagnosis, and treatment of patients with primary aldosteronism: an endocrine society clinical practice guideline.［J］. Annals of Clinical Biochemistry, 2009, 93（9）: 3266.

13. 得了 Turner 综合征，孩子将来还能做妈妈吗？

【背景知识】

  Turner 综合征（turner syndrome）又称先天性卵巢发育不全症，由 X 染色体丢失所致。由于丢失的程度不同，可以形成不同形式和比例的染色体嵌合。Turner 综合征的核型复杂多样，如 X 单体、嵌合型、X 染色体长臂或短臂缺失、X 长臂或 X 短臂等臂、环状 X 染色体，SHOX 基因缺陷等。因此临床表现呈多样化，可表现为典型临床病例到接近正常女性的体型形态的患者。

  您可能会问：得了 Turner 综合征，孩子还能做妈妈吗？医生会告诉您：大部分患者卵巢发育不全,无法分泌雌性激素,也无法发育第二性征;极少部分患者可以和正常同龄人一样青春发育,甚至有生育能力。

Turner 综合征的发生是由于细胞减数分裂时,卵子或精子的性染色体不分离所致。这是细胞分裂过程中的自发性错误造成的,大多不是父母遗传来的。已经怀孕的妇女,而且分娩过 Turner 综合征的产妇可以在围产期对胎儿进行染色体核型测定。当然推荐先检查父母自己。患者可以有不同的症状和体征,如:心脏和血管畸形、矮小、没有月经、颈蹼、听力问题、全身多发黑色素痣、脊柱弯曲等。本症还可合并内分泌代谢病,如糖尿病、甲状腺疾病、肥胖等。其身材矮小与 SHOX 基因发生点突变或缺失有关。

【治疗注意事项】

为了让患有 Turner 综合征的女孩子过上健康幸福的生活,家长需要尽早带疑似问题的孩子到儿童医院内分泌科进行全面系统的体格检查和相关测试。一旦确诊，治疗团队会帮助给予教育和相关疾病知识辅导，如果有心脏病或其他并发症，可以转诊到其他专科进行对症治疗：如肾脏、心血管药物或手术治疗矫正躯体畸形等。

越来越多的女孩子是在很小甚至出生时被诊断出来的，大部分患儿是在童年或青春期被诊断出来的。Turner 综合征的早期治疗非常重要，*Clinical practice guidelines for the care of girls and women with Turner syndrome* 指南推荐 4~6 岁即开始生长激素的治疗，至少 6 个月复诊一次。儿童期接受生长激素治疗的大多数孩子身高能够接近和达到遗传靶身高，减少矮小症的发生，使他们成年后更好地融入社会。生长激素常规剂量为 0.15~0.2U/（kg·d），睡前皮下注射。

青春期的孩子接受性激素治疗，诱导第二性征，模拟人工周期，以刺激青春期发育。雌孕激素替代治疗：一般主张于青春期（11~12 岁时）开始采用雌激素替代疗法。首选雌二醇（E_2），开始为小剂量，然后逐渐加量，2~3 年后增加至成人剂量。对于 Turner 综合征的患者来说，发育的初始阶段最好是经皮给药。例如 17β- 雌二醇贴膜，开始剂量可以每日 6~7μg，以后逐渐增加，或口服雌激素。

当乳房发育、子宫大小接近正常时（大约是雌激素应用 1~2 年后），或者月经初潮时，加用孕激素，开始人工周期。孕激素的用法一种是每月口服微粒化黄体酮和非微粒化黄体酮 10 天，另一种方法为口服避孕药。

雄激素：用于阴毛生长不良者，并无推荐剂量，需个体化。

经过治疗，卵巢功能尚佳的患者还可以考虑早期卵子收集和冷冻，通过辅助生殖技术实现未来生育目标。

最后，请家长务必坚持带孩子到医院进行长期随访。

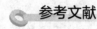 **参考文献**

[1] GRAVHOLT CH, ANDERSEN NH, CONWAY GS, et al. Clinical practice guidelines for the care of girls and women with Turner syndrome: proceedings from the 2016 Cincinnati International Turner Syndrome Meeting[J]. European Journal of Endocrinology, 2017, 177 (3): G1.

[2] JENNIFER ED. 女性青春期发育——临床实践指南[M]. 巩纯秀主译. 北京:北京大学医学出版社, 2017.

14. 关于药品、食物与阳光的讲究：治疗低血磷性佝偻病，您做对了吗？

【背景知识】

佝偻病是以新形成的骨骺及软骨的矿化障碍为特征的一种代谢性骨病。佝偻病发生在儿童时期骨骺生长板闭合以前，由于骨骺软骨的矿化异常导致生长板软骨细胞成熟延迟，排列紊乱。骨骺生长板膨大呈"杯口样"，大量异常排列，矿化和退变的软骨终使骨骼变形，生长迟缓。引起佝偻病的病因很多，大致可以分为五类：维生素 D 代谢异常、磷缺失、矿化缺陷、骨形成过快及其他。与低血钙性佝偻病相比，低血磷性佝偻病更为常见。

低血磷性佝偻病(hypophosphatemia rickets)是指由于原发性肾小管回吸收磷功能缺陷和(或)肠道磷吸收不良而导致低磷血症,钙磷乘积在 30 以下,骨质不易钙化导致佝偻病。症状常表现为:①患儿多在 1~2 岁会走路后出现症状,下肢逐渐弯曲变形,呈"O"型或"X"型腿;②轻症骨骼畸形不明显,仅有血磷轻度减低;③重症可伴有腿痛及明显的生长障碍;④应用一般维生素 D 剂量治疗无效,仍出现活动性佝偻病的表现。家族成员中常见有低血磷症。

【药学监护】

防止骨畸形,尽可能使血磷升高,维持在 0.97mmol/L(3mg/dl)以上,利于骨的钙化。

1. 磷酸盐合剂　为提高血磷至正常水平,常需要服用磷酸盐制剂。因碳酸钙可与磷酸盐结合,故与其间隔 2 小时服药。每 4 小时服用 1 次,夜间停服 1 次,一日 5 次。勿空腹服药,如出现腹泻可减少剂量或口服蒙脱石散,严重时请及时门诊复诊。

2. 补充维生素 D 为了更好地促进磷在肠道的吸收,最好同时给予维生素 D 补充。例如 1,25(OH)$_2$D$_3$,剂量为 50~65ng/(kg·24h)。

3. 适当补充钙制剂 碳酸钙注意需与磷酸盐合剂分开服用。因为碳酸钙饭后服用,利于胃酸将其转化为可溶性氯化钙吸收,同时减轻消化道不适,建议每日服药时间放在餐后。

4. 为防止高钙血症的发生,需定期到医院监测血钙。每 1~3 个月检查一次 24 小时尿钙和尿肌酐。尿钙与尿肌酐比值正常为 0.15~0.3。如果比值大于 0.4 说明维生素 D 剂量太大,应及早减量,以减少中毒的机会。

【生活方式干预】

饮食中及时添加含钙、高维生素 D 食物。自然界含钙食物丰富,提倡儿童以天然食物补钙,如乳制品、豆制品等。自然界富含维生素

D 的食物极少。维生素 D 强化食品和维生素 D 补充剂是补充维生素 D 的两种方式(如医生已经处方维生素 D 药品,无须自行额外补充)。我国 2018 年版《中华人民共和国卫生行业标准》中国居民膳食营养素参考摄入量中推荐 0~6 个月和 6~12 个月的婴儿适宜钙摄入量分别是 200mg/d 和 250mg/d,满足 1~18 岁 98% 人群钙推荐摄入量为 600~1000mg/d。

增加室外活动阳光暴露时间,特别是夏秋季节多晒太阳,主动接受阳光照射,平均每日户外活动时间 1~2 小时以上(避免剧烈运动,防止骨折)。日光中的紫外线被人体皮肤吸收后会将维生素 D 转化为人体能够利用的活性维生素 D,日照方式要选择阳光直射,不能间隔,例如间隔玻璃等对紫外线反射能力较强的物体,否则将被视为无效。

参考文献

［1］MUNNS CF, SHAW N, KIELY M, et al. Global Consensus Recommendations on Prevention and Management of Nutritional Rickets［J］. Journal of Clinical Endocrinology & Metabolism, 2016, 101（2）: 394–415.

［2］陈家伦. 临床内分泌学［M］. 上海: 科学技术出版社, 2013: 1500–1507.

［3］胡亚美, 江载芳, 申昆玲, 等. 诸福棠实用儿科学［M］. 8 版. 北京: 人民卫生出版社, 2015.

15. 肝豆状核变性：罕见病可治疗——给将孩子食谱倒背如流的家长点赞

【背景知识】

肝豆状核变性（hepatolenticular degeneration，HLD）又称威尔逊氏症（Wilson disease，WD），是一种常染色体隐性遗传性铜代谢障碍性疾病，致病基因位于 13 号染色体。致病基因突变导致 ATP 酶功能减弱或丧失，铜蓝蛋白合成减少以及胆道排铜障碍，蓄积于体内的铜离子在肝、脑、肾、角膜等处沉积，引起进行性加重的肝硬化、锥体外系症状、精神症状、肾功能损害及角膜色素环（Kayser-Fleischer ring，K-F 环）

等。WD 好发于儿童和青少年,发病年龄多在 5~35 岁,男性比女性稍多。

症状:儿童期以肝脏症状起病最多见,常表现为食欲缺乏、恶心、呕吐、倦怠、腹胀、黄疸、肝区疼痛、肝功能异常(常被误诊为肝炎);神经症状(锥体外系为主)和精神症状;肾脏损害常表现为肾小管酸中毒,镜下血尿、微量蛋白尿;血液系统损害可表现为非免疫性溶血性贫血;出现角膜色素环(K–F 环)7 岁以下患儿少见。

体征:轻者可无任何阳性体征,不同脏器损害有相应的体征。

【治疗】

WD 也是至今少数可治疗的神经遗传病之一,关键是早诊断、早治疗。患者需要终生治疗(除非做了肝移植手术)。Wilson 病若不进行治疗,易因肝脏疾病或进展性神经系统疾病而死亡。螯合作用治疗及肝移植作为其延长寿命的标准疗法。该病预后取决于肝脏及神经系统受累严重程度及患者依从性。驱铜及阻止铜吸收的药物主要有两大类:一类是络合剂,强力促进体内铜离子排出,如青霉胺(PCA)、二巯丙磺酸钠(DMPS)、二巯丁二酸钠(Na-DMS)、二巯丁二酸(DMSA)等;另一类是阻止肠道对外源性铜的吸收的药物,如锌剂、四硫钼酸盐等。

1. PCA 疗效确切、价格低廉、使用方便,目前在我国是治疗 WD 的主要药物。但 PCA 对不同类型 WD 患者的治疗疗效和不良反应差异很大,故要求医生个体化给药。即根据患者年龄、临床分型、病程及用药后尿排铜量等确定服用剂量和用药时间。

儿童患者一般从小剂量开始,每日 20mg/kg,分 2~3 次口服。维持量儿童为 600~800mg/d,成人可达到 750~1000mg/d。由于食物可抑制其吸收,故需要空腹口服,最好在餐前 1 小时,餐后 2 小时或睡前服用,勿与锌剂或其他药物混服。

PCA 不良反应发生率较高:10%~30% 患者

因各种不良反应而不能耐受;37%~50% 患者用药早期发生神经症状加重等不良反应;长期服药还可能引起多种自身免疫疾病和血液疾病。

D–青霉胺可干扰维生素 B_6 的功能,因此治疗期间应积极补充维生素 B_6(25~50mg/d)。

2. 锌剂可干扰肠道摄取铜,诱导肠上皮细胞产生一种富含半胱氨酸的金属硫蛋白,为内生性螯合剂。与锌剂相比,这一螯合剂和铜具有更强的亲和性,因此优先与肠上皮细胞内的铜结合,从而抑制铜被吸收入门静脉循环,使其随肠上皮细胞脱落并进入肠腔而通过粪便代谢。此外,锌剂诱导肝细胞产生金属硫蛋白,可与过剩且产生毒性的铜结合,从而减轻肝细胞损伤。且锌制剂的不良反应较 PCA 小,且疗效确切、价格低廉、药源充足,已成为下列 WD 的首选药物:症状前患者、儿童肝型(只有持续转氨酶增高)患者、妊娠患者、不能耐受 PCA 患者、WD 各型维持治疗(如经过 PCA 治疗后临床症状基本消失,锌制剂可作为青霉胺的替代药物）。

但锌制剂起效慢（4~6个月），严重病例依然不宜作为首选。常见锌制剂有硫酸锌、醋酸锌、葡萄糖酸锌、甘草锌等。5岁以下儿童50mg/d（以锌元素计），分2次口服；5~15岁（体重小于50kg）75mg/d，分3次口服。成人剂量为150mg/d。

为避免食物影响其吸收，请于餐后1小时服药，且尽量少食粗纤维及含大量植物酸的食物（粗纤维食物是指每100g食物含粗纤维2g以上的食物，品种较多，尤其是蔬菜干、菌干、水果干等）。

3. DMPS推荐用于轻、中、重度肝损害和神经精神症状的WD患者。

4. Na-DMS和DMSA推荐用于轻、中度肝损害以及神经和精神症状的WD患者。

5. 三乙撑四胺（曲恩汀）推荐用于轻、中、重度肝损害和神经精神症状的患者以及不能耐受PCA的WD患者。

6. 四硫钼酸盐能促进体内金属铜较快排除,改善 WD 症状与 PCA 相当,但副作用比 PCA 少得多,推荐脑型患者的早期治疗(国内没有使用经验)。

7. 其他对症治疗如保肝药、神经系统症状治疗及白细胞和血小板减少等治疗药物。

【生活方式干预】

在工作中总能遇到一些让人印象深刻的人和事,比如将孩子的肝豆状核变性食谱倒背如流的家长,让我们为这种无畏困难、认真负责的家长点赞。

我们对这类患儿在饮食上有什么具体要求呢?

应该避免食用含铜丰富的食物,例如豆类、坚果类、薯类、菠菜、茄子、南瓜、蘑菇、干菜类、软体动物、贝类、螺类、虾蟹类、动物内脏和血制品、巧克力;还有某些中药,例如龙骨、牡蛎、蜈蚣、全蝎等。

尽量少食含铜量较高的食物:小米、荞麦面、糙米。

适合食用的低铜食物:精白米、精面、新鲜青菜、苹果、桃子、梨、鱼类、猪肉、牛肉、鸡肉、鸭肉、鹅肉、牛奶等。

【检验、检查介绍】

脑型 WD 治疗前先做神经症状评估和脑 MRI 检查。

开始用药后应检查肝肾功能、24 小时尿铜、血尿常规等,前 3 个月每月复查 1 次,病情稳定后 3 个月查 1 次。肝脾 B 超 3~6 个月检查一次。同时密切观察药物不良反应。

【药学监护】

1. 青霉胺用药前一定要做青霉素皮试,阴性才可服用。

2. 青霉胺的过敏反应(高热、皮疹)多在用药后数日发生,应立即停药,到医院就诊紧急处理。

3. 医生需要根据实验室检查结果（尿酮监测）调整药量，所以接受络合剂治疗的患者，无论治疗时间有多长，始终需要规律检查血、尿常规。如患者症状稳定，表示 PCA 用量足够，可减量或间歇用药，例如服 2 周停 2 周，或服 10 天停 10 天。

4. 不要使用铜质的食具及用具。

参考文献

［1］EUROPEAN ASSOCIATION FOR THE STUDY OF THE LIVER. EASL Clinical Practice Guidelines：Wilson's disease［J］. Journal of Hepatology，2012，56（3）：671-685.

［2］中华医学会神经病学分会帕金森病及运动障碍学组,中华医学会神经病学分会精神遗传疾病学组. 肝豆状核变性的诊断与治疗指南［J］. 中华神经科杂志, 2008, 41（8）：566-569.

16. 巴特综合征: 治疗经验分享

【背景知识】

巴特综合征(Bartter syndrome, BS)以肾脏盐的丢失,低钾性代谢性碱中毒及血肾素及醛固酮水平增高而血压正常为共同特点,但还具有其他不同的临床表现和实验室检查特征,故BS是指一组临床以低钾血症和代谢性碱中毒为特征的遗传性肾小管疾病。

本疾病是先天性的疾病,所以治疗方法就是对症补充血液中不足的离子。即矫正低钾血症及代谢性碱中毒。

【药物治疗】

纠正低钾血症药品:常用10% 氯化钾溶

液,其剂量应为个体化。但补充的钾盐会在很短时间内从肾脏丢失,所以处方常为一日多次给药。

抗醛固酮类药品:保钾药物螺内酯(可引起男性乳房增大)、氨苯蝶啶也具有疗效。

抑制前列腺素合成药品:对于前列腺素 E 水平增高的患者,例如新生儿型巴特综合征突出特点即为前列腺素水平增高,长期应用前列腺素酶抑制剂是其主要治疗措施,其中吲哚美辛(消炎痛)为首选。此类药物可以减少尿钙排出,减轻肾钙化,还可应用乙酰水杨酸及布洛芬。儿童具有良好的耐受性,最初的治疗反应良好,可纠正低钾,减少尿量。但不能取代氯化钾治疗。儿童常规起始剂量为 0.05mg/(kg·d),逐渐加量至 2mg/(kg·d),分 3~4 次口服。长期应用吲哚美辛,偶然出现低钾血症及高肾素反复,需根据患儿个体差异调整剂量。

纠正低镁血症药品:部分患者合并低镁血症,需给予镁盐治疗,多采用氯化镁、门冬氨酸钾镁，可部分纠正低镁血症，以防出现搐搦，并补充氯的丢失。

【药学监护】

10%氯化钾溶液如空腹服用会出现恶心、呕吐、咽部不适、胸痛（食管刺激）、腹痛、腹泻等症状，故需餐后服用。补充钾盐时注意不要引起高血钾，如出现软弱乏力、手足口唇麻木、不明原因的焦虑、意识模糊、呼吸困难、心率减慢等，应及时到医院就诊。

虽然吲哚美辛在一般情况下属于儿童禁忌，但治疗巴特综合征常需使用。常见的胃肠道不良反应为恶心、呕吐、食欲缺乏、腹痛、腹泻，也有消化不良、胃烧灼感、胃炎等，还可见消化性溃疡（胃、十二指肠、空肠），可合并出血和穿孔（曾有一些致死病例的报道）。如出现消化道不适应，应及时到医院就诊。

参考文献

[1] 曹力, 杨霁云. 巴特综合征的临床分型及研究进展[J]. 中华儿科杂志, 2002, 40 (8): 504-507.

[2] 殷方美, 郑方遒, 张鑫, 等. 巴特综合征临床分析[J]. 中华医学杂志, 2011, 91 (8): 528-531.

[3] 胡亚美, 江载芳, 申昆玲, 等. 诸福棠实用儿科学[M]. 8 版. 北京: 人民卫生出版社, 2015.

17. 先天高胰岛素血症性
低血糖症：罕见病加
孤儿药，大家一起努力

【背景知识】

先天性高胰岛素血症（congenital hyperin-sulinism，CHI）是指由于各种先天病因导致胰岛素过量分泌而出现低血糖的病症，CHI是婴幼儿和儿童持续性复发性低血糖的重要原因之一，主要由胰岛 β 细胞异常分泌胰岛素所致，且有一定的遗传倾向。其特点是与血糖水平不符的胰岛素分泌过多，反复发作的低血糖，同时具有低酮体和低脂肪酸血症。由于两种能量底物（葡萄糖及酮体）同时缺乏，CHI低血糖所致脑损伤比单纯性的低血糖脑损伤更为严重。由于该病往往发生持久而严重的低血糖,容易导致不可逆的中枢神经系统损伤,故对其早期诊断及治疗对患者预后有非常重要的意义。

【药学监护】

低血糖治疗的目标是维持血糖在 3.3~3.9mmol/L,减少低血糖对大脑的损害。常见治疗药物如下:

1. 二氮嗪为钾通道开放剂,是 CHI 内科治疗的一线药物,它能够与 ATP 敏感性钾通道的磺脲类药物受体 1(SUR1)亚单位结合,使钾通道处于开放状态,从而抑制胰岛素的分泌。二氮嗪的起始剂量为 5~15mg/(kg·d),分 2~3 次口服,根据患儿病情逐渐增加剂量,随着剂量增加,不良反应也会渐增大。二氮嗪在儿童体内的半衰期为 9.5~24 小时。因此,通常治疗 5 天后观察临床反应和血糖水平,再评价二氮嗪的疗效。二氮嗪的剂量应当根据患者自身情况,个体化给药,剂量应当调整到最小剂量可以达到期望中的临床效果和理想的实验室检测结果。

二氮嗪混悬液的辅料含有巧克力奶油味香料和薄荷味香料,口味较好,婴幼儿依从性好,不必考虑喂药困难的问题。且口服吸收好,升血糖效果 1 小时之内起效,肾功能正常时一般持续时间不超过 8 小时。

但是口服二氮嗪可能出现的不良反应较多,如:多毛症,常发于前额、背部、四肢,影响患者美观,但停药后消失;胃肠不适可能包括厌食、恶心、呕吐,此为临床患者最常见的并发症,故建议两餐之间服药。中性粒细胞减少是一过性的,无感染的易感性增加,通常不需要停药;二氮嗪抗利尿药的性质可能导致明显的水钠潴留,心力储备弱的患者可能会引起充血性心力衰竭。液体潴留可以用常规利尿药治疗。另外,根据《美国药典》的要求,二氮嗪混悬液每次使用前要摇匀,25℃

左右避光保存，短途旅行储存温度可以为 15~30℃。

因二氮嗪抗利尿的性质可能会导致水钠潴留，故医生会选择利尿药配合使用。由于其与噻嗪类利尿药共同使用可增加升高血糖效应，故最常选择的药品为氢氯噻嗪，我国儿童用药剂量一般为 1~2mg/（kg·d），根据出入量调整剂量。如出入量差异增大可选择增大氢氯噻嗪的剂量或改用呋塞米治疗。

因氢氯噻嗪为排钾利尿药，可引起低钾血症，故还需使用氯化钾溶液补钾，通常每次 3ml，每日 3 次。但氯化钾溶液空腹服用可能出现恶心、呕吐、咽部不适、胸痛、食管刺激、腹痛、腹泻等症状，药师建议患儿餐后服用。且需要监控血钾等电解质情况，如有异常及时调整氯化钾溶液的剂量。

2. 二氮嗪治疗无效者，可以选择奥曲肽治疗。奥曲肽是最多推荐的二线治疗药物，为生长抑素类似物，是胰岛素释放的潜在抑制剂，可同时抑制胰岛素和胰高血糖素的分泌。起始剂量为 $5\mu g/(kg \cdot d)$，每日 3~4 次，皮下注射，根据病情可逐渐增加剂量至 $25\mu g/(kg \cdot d)$。奥曲肽常见的短期副作用为一过性腹泻，长期副作用包括胆汁淤积、无黄疸性肝炎、肠蠕动改变等。因为奥曲肽半衰期短（100 分钟），通常需要每 6~8 小时皮下给药 1 次或持续静脉输注。

3. 胰高糖素可以动员肝糖原释放葡萄糖，升高血糖水平，但维持时间短，不宜长期使用。因其有动员肝糖原的药理作用，使用后需要及时补充碳水化合物。儿童剂量 $1~20\mu g/(kg \cdot h)$，持续静脉滴注。皮下或肌内注射 1mg（用于 25kg 以上或 8 岁以上的儿童）或 0.5mg（用于 25kg 以下或 8 岁以下的儿童）。

4. 其他可选择的治疗药物还包括硝苯地平和氢化可的松等，但因缺乏多中心大样本研究以及不良反应等问题，目前为止国内外的一线治疗药物仍为二氮嗪。

【生活方式干预】

成功地维持血糖，不光要依靠药品，持续喂养同样重要。通常孩子 9 个月之后，家长就可以喂食生玉米淀粉来协助维持血糖了。

食用生玉米淀粉需要注意：①玉米淀粉很容易在超市中买到。注意一定要吃"玉米"淀粉，不是土豆淀粉或其他淀粉。老玉米或玉米磨碎的粉不能代替玉米淀粉。生玉米淀粉吃进体内后在肠道缓慢吸收，释放葡萄糖。②不可以是煮熟的淀粉或玉米面粥。因为玉米淀粉是淀粉酶和支链淀粉的混合物，加热的过程会让玉米淀粉被淀粉酶水解，吸收过快，血糖上升快但下降也快，不能维持血糖。③吃的生玉米淀粉剂量由医生根据患儿病情决定，通常 1~2g/（kg·d）。④ 1 份生玉米淀粉要放在 2 份凉白开水中，搅匀后喝下。冬天也要用凉白开水，任何时候都不能用热水调制。⑤建议生玉米淀粉要在两顿饭中间以及睡前吃。⑥1 岁以内的婴儿身体发育不健全,不能适应吃淀粉,可以小剂量地试吃,如果吃了淀粉就拉肚子,甚至拉出来也是淀粉,那就只好减少剂量,或等长大些再试。两餐奶之间可酌情加 5% 糖奶。

生玉米淀粉在消化道缓慢吸收、释放葡萄糖,可以维持 6 小时左右血糖。服用期间发现该患者对生玉米淀粉耐受性好,建议患儿可由一日 3 次改为一日 4 次,更有利于维持血糖。

参考文献

[1] YORIFUJI T, HORIKAWA R, HASEGAWA T, et al. Clinical practice guidelines for congenital hyperinsulinism[J]. Clinical Pediatric Endocrinology Case Reports & Clinical Investigations Official Journal of the Japanese Society for Pediatric Endocrinology, 2017, 26(3): 127–152.

[2] GONG C, HUANG S, SU C, et al. Congenital

hyperinsulinism in Chinese patients：5-yr treatment outcome of 95 clinical cases with genetic analysis of 55 cases［J］. Pediatric Diabetes，2015，17（3）：1-8.

［3］刘莹,吴迪,巩纯秀,等.先天高胰岛素性低血糖症药学监护［J］.实用药物与临床，2016，19（12）：1539-1544.

［4］CHANG SU，XUE-JUN LIANG，WEN-JING LI，et al. Clinical and Molecular Spectrum of Glutamate Dehydrogenase Gene Defects in 26 Chinese Congenital Hyperinsulinemia Patients［J］. Journal of Diabetes Research，2018（7）：1-6.

［5］巩纯秀,李乐乐,曹冰燕.先天性高胰岛素血症诊治进展［J］.中华实用儿科临床杂志，2018，33（20）：1526-1531.

18. 肾小管酸中毒,您了解吗?

【背景知识】

肾小管酸中毒(renal tubular acidosis,RTA)是因近端肾小管 HCO_3^- 重吸收功能障碍和(或)远端肾小管 H^+ 分泌障碍引起的一种临床综合征,早期无肾小球功能障碍。该疾病的致病谱广泛,常见病因包括自身免疫性疾病(如干燥综合征)、慢性肾脏疾病、药物中毒、遗传性疾病等。临床以高氯性代谢性酸中毒、低血钾、佝偻病等为特征,而尿 pH 呈碱性、中性或弱酸性,常累及多个系统和器官。

RTA 的病因较复杂,可分为原发性和继发性两类。原发性 RTA,多为常染色体显性遗传病,也有一部分属于常染色体隐性遗传病和基

因突变。原发性 RTA 多见于儿童,可分为四型
①RTA-Ⅰ型:远端肾小管泌 H^+ 障碍,严重代
谢性酸中毒情况下,尿液不能酸化(尿 pH>6.0)
为其特征。有明显生长发育落后,活动性佝偻
病,病程长者常合并肾钙化、肾功能受损等表
现。②RTA-Ⅱ型:近端肾小管 HCO_3^- 重吸收障
碍,常同时伴有近端肾小管多功能障碍,尿液可
酸化,酸中毒及生长发育落后情况较 RTA-Ⅰ
型轻。无明显佝偻病表现,会有骨质疏松症状,
有自愈趋势。③RTA-Ⅲ型:远、近端肾小管功
能均有障碍,兼有Ⅰ型和Ⅱ型表现。④RTA-Ⅳ
型:病变发生在远端肾小管和初段的集合管,
为醛固酮作用的敏感部位,是唯一表现为高血
钾的一型。或同时有近端肾小管重吸收 HCO_3^-
障碍。

　　RTA 还可继发于各种肾脏疾病,也可继发
于多种非肾脏疾病,如自身免疫性疾病、糖尿
病、高血压病、慢性肝病(包括肝硬化)、遗传性
疾病(肝豆状核变性、遗传性椭圆形细胞增多

症)等。

【治疗】

1. 对原发病的治疗　如果肾小管酸中毒是继发于其他疾病,那么原发病的控制或完全缓解,是 RTA 治疗的决定性因素之一。

2. 对症治疗　如有低钾血症存在,应补充相应的电解质及其他对症处理。补充钾盐常用枸橼酸钾口服。用量依血钾水平而异,需长期维持。但不可口服氯化钾。少数低钾血症患者同时存在低镁血症,可口服镁制剂,如门冬氨酸钾镁。含钾枸橼酸合剂(每毫升含碱基 2mmol,含钾和钠各 1mmol),Ⅰ型:1~5mmol/(kg·d);Ⅱ型:5~10mmol/(kg·d),分 3 次口服。

如代谢性酸中毒难以纠正可加碳酸氢钠口服。大多数 RTA 患者同时存在低钾血症和代谢性酸中毒,在低钾血症明显好转后再给予碳酸氢钠,以免在纠正酸中毒的治疗过程中加重低钾血症。

伴低磷血症:需补充磷酸盐合剂 10~20ml/ 次,每 4 小时 1 次,每天 4~5 次。

钙剂:纠酸过程中注意钙的补充。需定期监测血钙水平,以防发生高钙血症。

维生素 D 的应用:用于合并活动性佝偻病者,1α-OHD$_3$ 或 1,25-(OH)$_2$D$_3$ 0.25μg,qd 或 qod。

利尿剂:Ⅳ型高钾血症患者,可口服氢氯噻嗪 1~3mg/(kg·d),分 2~3 次。增加尿钾的排出。

【药学监护】

1. 枸橼酸盐合剂　补充钾盐,纠正酸中毒。补充钾盐时注意不要引起高血钾,如出现软弱乏力、手足口唇麻木、不明原因的焦虑、意识模糊、呼吸困难、心率减慢等症状,应及时到医院就诊。枸橼酸钾应当餐后服用以避免本品盐类缓泻作用。

2. 磷酸盐合剂　勿空腹服药,如出现腹泻可口服蒙脱石散,严重时请及时到医院就诊。因碳酸钙可与磷酸盐结合,故与其间隔 2 小时服药。每 4 小时服用 1 次,夜间停服 1 次,一日 5 次。

3. 碳酸钙　因为碳酸钙饭后服用,利于胃酸将其转化为可溶性氯化钙吸收,同时减轻消化道不适,建议每日服药时间放在餐后。

4. 请按时复诊　医生需要根据血钾、血气、HCO_3^-、尿钙测定调整药品剂量。

参考文献

[1] 胡亚美,江载芳,申昆玲,等. 诸福棠实用儿科学 [M]. 8 版. 北京:人民卫生出版社,2015.

12检